美国睡眠医学会
睡眠及其相关事件判读手册
——规则、术语和技术规范

The AASM Manual for the Scoring of Sleep and Associated Events
Rules, Terminology and Technical Specifications

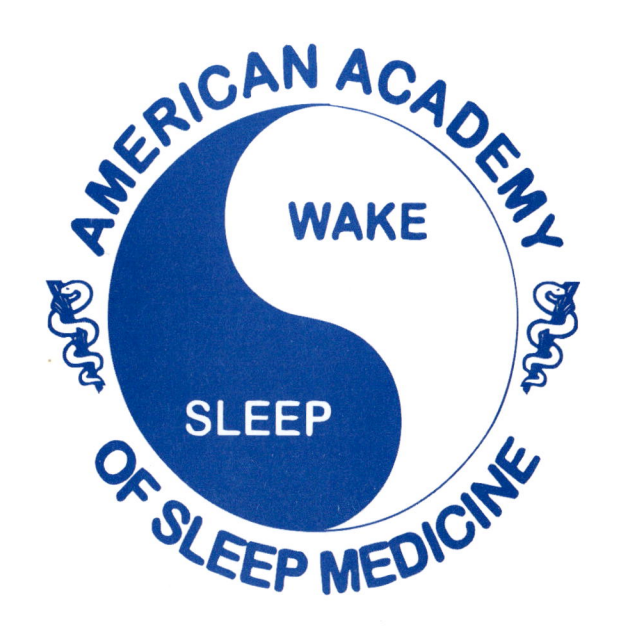

人民军医出版社
PEOPLE'S MILITARY MEDICAL PRESS
北 京

图书在版编目(CIP)数据

美国睡眠医学会睡眠及其相关事件判读手册：规则、术语和技术规范／高 和，江晓丽主译．——北京：人民军医出版社，2010.1
 ISBN 978-7-5091-3299-9

Ⅰ.①美… Ⅱ.①高… ②江… Ⅲ.①睡眠-手册 Ⅳ.① R338.63-62

中国版本图书馆 CIP 数据核字（2009）第 224565 号

中文翻译版版权声明

《The AASM Manual for the Scoring of Sleep and Associated Events:Rules,Terminology,and Technical Specifications》中文简体字翻译版（包括电子版）为美国睡眠医学会和中国医师协会呼吸医师分会合作出版，未经美国睡眠医学会和中国医师协会呼吸医师分会译者书面许可，不得以任何方式复制或抄袭本书的任何部分。

策划编辑：侯平燕 秦速励　文字编辑：韩 志　　责任审读：黄栩兵
出 版 人：齐学进
出版发行：人民军医出版社　　　　　经销：新华书店
通信地址：北京市 100036 信箱 188 分箱　邮编：100036
质量反馈电话：(010) 51927290；(010)51927283
邮购电话：(010) 51927252
策划编辑电话：(010) 51927300-8058
网址：www.pmmp.com.cn

印、装：北京亿浓世纪印刷有限公司
开本：787mm×1092mm　1/16
印张：4.25　字数：110 千字
版、印次：2010 年 1 月第 1 版第 1 次印刷
印数：0001～2000
定价：60.00 元

版权所有　侵权必究
购买本社图书，凡有缺、倒、脱页者，本社负责调换

原版书致谢

指导委员会非常感谢B. Berry为本手册成人人工判读规则部分所提供的插图和表格。

指导委员会感谢美国睡眠医学会的领导在该项工作中提供的全程指导和帮助:Michael Sateia(主席2004—2005;理事2002—2006),Lawrence Epstein(主席2005—2006;理事2002—2007),Michael Silber(主席2006—2007;理事2003—2008),Alejandro Chediak(主席2006—2007;理事2004—2009)。

此外,指导委员会同时感谢以下理事Barbara Phillips(2001—2004),W. Vaughn McCall (2001—2004),J. Baldwin Smith,III (2002—2004),Donna Arand (2003—2006),Richard Berry (2005—2008),David Bruce (2006—2008),Lee Brown (2006—2009),Nancy Collop (2006—2009),Mary Susan Esther (2004—2007),Clete Kushida(秘书/会计2006—2009;Director 2005—2009),Stephen Sheldon(秘书/会计2003—2006;Director 2000—2006),John Shepard (2003—2005),Arthur Spielman (2006—2008),和Patrick Strollo,Jr. (2005—2008)。

最后,指导委员会感谢美国睡眠医学会员工提供的行政上的帮助,这些员工包括:Richard Rosenberg和Maria DeSena.这其中尤其要感谢Jerome A. Barrett,感谢他一直以来对该项目员工的管理。

简体中文版贡献者名单

翻译组织委员会 王 辰　Patrick J. Strollo Jr
　　　　　　　　Charles W. Atwood Jr　Yingze Zhang
　　　　　　　　何权瀛　高 和　韩 芳

主　审 何权瀛　韩 芳

审　校（以姓氏笔画为序）
　　　　王菡侨　王 翔　叶京英　申昆玲
　　　　许志飞　何权瀛　肖 毅　张 熙
　　　　张永刚　郭兮恒　韩 芳

主　译 高 和　江晓丽

译　者（以姓氏笔画为序）
　　　　王 东　王莞尔　江晓丽　高 和　韩 旭

简体中文翻译版主要贡献者简介（以姓氏笔画为序）

Patrick J. Strollo Jr, MD　美国匹茨堡大学医学院睡眠中心　教授
Charles W. Atwood Jr, MD　美国匹茨堡大学医学院睡眠中心　教授
Yingze Zhang, PD　美国匹茨堡大学医学院肺、变态反应和危重症科
王 东　中国人民解放军空军总医院呼吸内科　副主任医师
王 辰　首都医科大学附属北京朝阳医院、北京呼吸病研究所　教授
王 祥　北京航空航天大学电子信息学院　教授
王菡侨　河北医科大学第三附属医院睡眠中心　教授
王莞尔　中国人民解放军空军总医院睡眠实验室　主任医师
叶京英　北京同仁医院耳鼻咽喉科　教授
申昆玲　北京儿童医院呼吸科　教授
江晓丽　中国人民大学英语学院　副教授
许志飞　北京儿童医院呼吸科　副教授
肖 毅　中国医学科学院北京协和医院呼吸科　教授
何权瀛　北京大学人民医院呼吸科　教授
张 熙　中国人民解放军总医院神经内科　教授
张永刚　泰科医疗器械国际贸易（上海）有限公司　工程师
高 和　中国人民解放军空军总医院呼吸内科　教授
郭兮恒　首都医科大学附属北京朝阳医院、北京呼吸疾病研究所　教授
韩 芳　北京大学人民医院呼吸科睡眠中心　教授
韩 旭　北京大学人民医院睡眠中心　美国注册多导睡眠仪技师

原版书贡献者名单

主编：Conrad Iber

指导委员会成员：Conrad Iber, Chair
Sonia Ancoli-Israel, Andrew L. Chesson Jr., Stuart F. Quan

各专家组成员：

觉醒专家组

Michael H. Bonnet, PhD, Chair
　Wright State University, Dayton, OH
Karl Doghramji, MD
　Thomas Jefferson University, Phiadelphia, PA
Timothy Roehrs, PhD
　Wayne State University, Detroit, MI
Stephen Sheldon, DO, FAAP
　Children's Memorial Hospital, Chicago, IL
Edward J. Stepanski, PhD
　Rush University Medical Center, Chicago, IL
Arthur S. Walters, MD
　NJ Neuroscience Institute at JFK Medical Center, Edison, NJ
Merrill S. Wise, MD
　Methodist Healthcare Sleep Disorders Center, Memphis, TN
Andrew L. Chesson Jr., MD
　LSU Health Sciences Center in Shreveport, Shreveport, LA

心脏专家组

Sean M. Caples, DO, Chair
　Mayo Clinic College of Medicine, Rochester, MN
Virend K. Somers, MD, PhD, Co-Chair
　Mayo Clinic College of Medicine, Rochester, MN
Michael E. Adams, Research Associate
　Holston Valley Medical Center, Kingsport, TN
William G. Cotts, MD
　Northwestern University, Chicago, IL
Parvin Dorostkar, MD
　Rainbow Babies & Children's Hospital, Cleveland, OH
Thomas Kara, MD
　Mayo Clinic College of Medicine, Rochester, MN
Timothy I. Morgenthaler, MD
　Mayo Clinic College of Medicine, Rochester, MN
Carol L. Rosen, MD
　Rainbow Babies & Children's Hospital, Cleveland, OH
Edward J. Stepanski, PhD
　Rush University Medical Center, Chicago, IL
Win K. Shen, MD
　Mayo Clinic College of Medicine, Rochester, MN
Kalyanam Shivkumar, MD
　David Geffen School of Medicine at UCLA, Los Angeles, CA
Conrad Iber, MD
　Hennepin County Medical Center and University of Minnesota Medical School, Minneapolis, MN

数字专家组

Thomas Penzel, PhD, Chair
　University Hospital, Department of Medicine, Sleep laboratory, Marburg, Germany
Max Hirshkowitz, PhD, Co-Chair
　Baylor College of Medicine & VAMC, Houston, TX
Nic Butkov, RPSGT
　School of Clinical Polysomnography, Medford, OR
Ronald D. Chervin, MD, MS
　University of Michigan, Ann Arbor, MI
Meir Kryger, MD
　University of Manitoba, Winnipeg, MB Canada
Clete A. Kushida, MD, PhD, RPSGT
　Stanford University, Stanford, CA
Beth A. Malow, MD, MS
　Vanderbilt University, Nashville, TN
Michael H. Silber, MBChB
　Mayo Clinic College of Medicine, Rochester, MN
Michael V. Vitello, PhD
　University of Washington, Seattle, WA
Andrew L. Chesson Jr, MD, LSU
　Health Sciences Center in Shreveport, Shreveport, LA

老年专家组

Sonia Ancoli-Israel, PhD, Chair
　University of California, San Diego, CA
Donald L. Bliwise, PhD
　Emory University Medical School, Atlanta, GA
Susan Redline, MD, MPH
　Case Western Reserve University, Cleveland, OH
Edward Stepanski, PhD
　Rush University Medical Center, Chicago, IL
Michael V. Vitiello, PhD
　University of Washington, Seattle, WA
Timothy I. Morgenthaler, MD
　Mayo Clinic College of Medicine, Rochester, MN

运动专家组

Arthur S. Walters, MD, Chair
　JFK Medical Center, Edison, NJ
Richard P. Allen, PhD
　Johns Hopkins Univ, Baltimore, MD
Donald L. Bliwise, PhD
　Emory University Medical School, Atlanta, GA
Sudhansu Chokroverty, MD, FRCP
　NJ Neuroscience Institute at JFK, Edison, NJ
Wayne A. Hening, MD, PhD
　UMDNJ-RWJohnson Medical School, New Brunswick, NJ
Clete A. Kushida, MD, PhD, RPSGT
　Stanford University, Stanford, CA
Gilles Lavigne, DMD, PhD, FRCD
　Universite de Montreal Sleep Disorder Laboratory, Sacre Coeur Hospita Montreal, QC Canada
Daniel Picchietti, MD

University of Illinois, Urbana, IL
Sonia Ancoli-Israel, PhD
　　University of California, San Diego, CA

儿童专家组

Madeleine Grigg-Damberger, MD, Chair
　　University of New Mexico School of Medicine, Albuquerque, NM
David Gozal, MD, Co-Chair
　　University of Louisville, Louisville, KY
Carole L. Marcus, MBBCh
　　Children's Hospital of Philadelphia, Philadelphia, PA
Timothy I. Morgenthaler, MD
　　Mayo Clinic College of Medicine, Rochester, MN
Carole L. Rosen, MD
　　Rainbow Babies & Children's Hospital, Cleveland, OH
Steven Sheldon, DO, FAAP
　　Children's Memorial Hospital, Chicago, IL
Stuart F. Quan, MD
　　University of Arizona, Tucson, AZ

呼吸专家组

Susan Redline, MD, MPH, Chair
　　Case Western Reserve University, Cleveland, OH
Rohit Budhiraja, MD
　　Southern Arizona VA Healthcare System, Southern Arizona, Tucson, AZ
David Gozal, MD
　　University of Louisville, Louisville, KY
Vishesh K. Kapur, MD, MPH
　　University of Washington, Seattle, WA
Carol L. Marcus, MB, BCh
　　Children's Hospital of Philadelphia, Philade-Iphia, PA
Jason H. Mateika, PhD
　　Wayne State University and John D. Dingell VA Medical Center, Detroit, MI
Reena Mehra, MD, MS
　　Case Western Reserve University, Cleveland, OH
Sariam Parthasarthy, MD
　　SAVAHCS and University of Arizona, Tucson, AZ
Kingman Strohl, MD
　　Case Western Reserve University, Cleveland, OH

Merrill S. Wise, MD
　　Methodist Healthcare Sleep Disorders Center, Memphis, TN
Stuart F. Quan, MD
　　University of Arizona, Tucson, AZ

人工判读专家组

Michael H. Silber, MBChB, Chair
　　Mayo Clinic College of Medicine, Rochester, MN
Sonia Ancoli-Israel, PhD
　　University of California, San Diego, CA
Michael H. Bonnet, PhD
　　Wright State University, Dayton, OH
Sudhansu Chokroverty, MD, FRCP
　　NJ Neuroscience Institute at JFK Medical Center, Edison, NJ
Madeleine Grigg-Damberger, MD
　　University of New Mexico School of Medicine, Albuquerque, NM
Max Hirshkowitz, PhD
　　Baylor College of Medicine & VAMC, Houston, TX
Sheldon Kapen, MD
　　Wayne State Univ. Med. School and VAMC, Detroit, MI
Sharon Keenan, PhD, ABSM, RPSGT, REEGT
　　The School fo Sleep Medicine, Inc., Palo Alto, CA
Meir Kryger, MD
　　University of Manitoba, Winnipeg, MB Canada
Thomas Penzel, PhD
　　University Hospital, Department of Medicine, Sleep laboratory, Marburg, Germany
Mark Pressman, PhD
　　Lankenau and Paoli Hospitals, Wynnewood, PA
Conrad Iber, MD
　　Hennepin County Medical Center and university of Minnesota medical school, MN

专家共识过程贡献者名单

数字专家组

John Harsh, PhD
　　The University of Southern Mississippi, Hattiesburg, MS

运动专家组

Carlos H. Schenck, MD

University of Minnesota Medical School, Minneapolis, MN
Mark W. Mahowald, MD
　　Hennepin Country Medical Center and University ofMinnesota Medical School, Minneapolis, MN

儿童专家组

Laurel Wills, MD
　　Minnesota Regional Sleep Disorders Center, Minneapolis, MN

人工判读专家组

Donald L. Bliwise, PhD
　　Emory University Medical School, Atlanta, GA

工程专家组

Eric Stubna
　　Respironics
George Minasyan
　　Respironics
Marc Paliotta,
　　AstroMed
Liz Kealy
　　Compumedics
Richard Bogan, MD
　　SleepMed, Incorporated

技术专家组

Marietta Bibbs, RPSGT
　　Sleep Management Centers LLC, Cape Coral, FL
Mark DiPhillipo, RPSGT
　　Center for Sleep Medicine, Lafayette Hill, PA
Angela Giacomini, RPSGT
　　Stanford University Center, Stanford, CA
Cameron Harris, RPSGT
　　Mayo Clinic College of Medicine, Rochester, MN
Terrence Malloy, RPSGT
　　Atlanta School of Sleep Medicine & Technology, Atlanta, GA
Rawan Nawabit, RPSGT
　　Case Western Reserve University, Cleveland, OH
Andrea Patterson, RPSGT
　　Hennepin County Medical Center, Minneapolis, MN
Linda Webster
　　Med One Medical, Salt Lake City, UT

原版前言

> 美妙的睡眠可抚平我们所有的烦恼。
> 睡眠可将纷乱繁杂的白昼带入休息的平静。
> 睡眠可缓解整日的劳碌，治愈受伤的心灵。
> 睡眠是人生盛宴中最富有营养的一道佳肴。
>
> ——《麦克白》第二幕第二场

如果用最简洁和无庸置疑的术语来描述，睡眠是人们最渴望的一种无意识状态。每当夜幕降临，我们欣然入睡，进入一种解脱又脆弱的境界，期待着安宁、身心的恢复和舒畅，直到第二天自然醒来。毫无疑问，睡眠因其独有的特点总让人们充满了无限遐思。75 年来，睡眠科学一直尝试对睡眠的特点和富于变化的结构进行记录和编目，而这需要建立标准化的测量方法，以确定观察指标和结果。基于多年的研究基础，学者们逐步达成共识，1968 年，Allan Rechtschaffen 和 Anthony Kales 首先发表了针对正常睡眠状态的标准化分期方法。

尽管这第一本手册对正常睡眠特点进行了描述，并在睡眠研究中广泛应用至今，但是随着睡眠科学的飞速进步，新的睡眠医学研究领域不断拓展，需要一个更为广泛的标准测量方法来定义正常脑活动以外的事件。目前，睡眠障碍现象已经成为危害大众健康的重要问题，必须建立系统的标准化方法对睡眠事件及其性质进行定义。近年来，科技信息的迅猛发展为修订睡眠观察指标及其测量方法提供了许多机遇。

2003 年，美国睡眠医学会主任委员会同意制定新的判读手册。新手册的出台是一个十分审慎的过程，包括为未来修订留有余地，以满足睡眠领域不断发展变化的需求。这项工作开始于 2004 年，在本手册的后续各章中做了介绍。主要工作包括为起草规则、技术规范和确定专业术语所进行的标准化循证文献回顾，以及专家取得共识的标准化方法，旨在能更充分地反映当前睡眠领域的科学依据和专家意见。

尽管判读手册是在在执行委员会指导下制定的，但是它的顺利出台和实施离不开专家组成员所提供的证据以及取得共识过程中所提供的宝贵意见和辛勤努力。同时，美国睡眠医学会杰出的工作人员全心致力于此项工作，为完成任务提供了重要的后勤保障。

美国睡眠医学会判读手册执行委员会
主席:Conrad Iber
Sonia Ancoli-Israel, Andrew L.Chesson, Jr and Stuart F.Quan

前 言

睡眠障碍现象已经成为危害公共健康的重要问题，建立系统的标准化方法定义睡眠及其相关事件性质，对于睡眠医学的基础和临床研究具有十分重要的意义。

1968年Allan Rechtschaffen和Anthony Kales发表的针对正常睡眠状态的标准化分期方法，是人类第一部经典的正常睡眠判读标准。此后40年来，随着现代电子技术、生物传感器技术和计算机技术的发展，睡眠科学研究和临床睡眠医学领域出现了许多新的度量方法，逐步形成了现代多导睡眠诊断技术。与此同时，人们对睡眠及其相关事件的认识也在不断深化，已经注意到睡眠特征在人一生中是不断发展变化的。睡眠相关现象如觉醒、心律失常、呼吸模式、运动以及行为的本质越来越受到重视，证实睡眠与多种疾病的发生和发展密切相关。临床睡眠医学不仅仅限于早期的神经精神疾病和心理疾病专业，已经扩展到呼吸系病学、心血管病学、耳鼻咽喉病学、口腔医学、老年医学、儿科学、行为医学等学科专业。睡眠相关的分子生物学、流行病学、军事睡眠医学和睡眠药学等研究也广为开展。可以说睡眠医学是20世纪80年代后兴起的最活跃学科之一。从事这一领域的专家、学者和技术人员，多年以来一直期盼着有一部更为全面的判读标准，既能够体现这一领域新的进展变化又能反映各种新技术方法及其性能。正是在这一背景下，美国睡眠医学会在Conrad Iber博士的领导下，经过科学、严谨的组织和专家辛勤的努力，历时近两年，终于完成了《The AASM Manual for the Scoring of Sleep and Associated Events:Rules,Terminology and Technical Specifications》的编辑出版工作。这是第一部充分反映当前睡眠领域科学依据和专家意见的人类多导睡眠图判读标准，具有划时代重要意义。读者在阅读本手册原版前言、发展过程及各章节后对此会更加深有感触，也会对参与此项工作全体人员求真务实的科学态度报以崇敬之情。

手册已经陆续翻译成多国文字出版，2008年本人在美国匹兹堡大学医学院睡眠中心学习期间开始着手策划简体中文版的翻译工作。这项工作得到了中国医师协会呼吸医师分会会长、首都医科大学附属北京朝阳医院王辰教授，北京大学人民医院何权瀛教授和韩芳教授的鼎力支持。美国匹兹堡大学医学院睡眠中心主任Patrick J. Strollo Jr教授，Charles W. Atwood Jr教授和Yingze Zhang博士给予了热情的鼓励，特别在与美国睡眠医学会之间的协调和翻译指导中起到了至关重要的作用。美国睡眠医学会Jerome A.Barrett先生和Jennifer Markkanen女士在此次翻译出版工作中给予了充分的信任并提供了无私的帮助。参与翻译和审校的学者，都是国内从事睡眠医学及其相关疾病、生物医学工程和英语教学与翻译领域的专家，正是他们尽心竭力的工作和严谨治学的态度，才使得翻译出版工作得以顺利完成。蒋兰英、房春燕和刘欣欣女士为手册出版工作付出了辛勤的劳动。借此机会对他们一并表示诚挚的感谢。

相信手册的翻译出版必将对规范国内多导睡眠监测设备的研制，标准化多导睡眠监测实验室的诊断技术和方法，以及统一睡眠及其相关事件的判读规则和术语起到十分重要的指导性作用。同时也期待读者对翻译中所存在的错误给予批评指正。

该手册适于所有从事睡眠科学研究和临床睡眠医学领域研究的专家、学者和技术人员阅读。

空军总医院呼吸内科

高 和

2009年10月15日

目 录

一、发展过程（1）
二、判读手册（7）
　Ⅰ．关键词（7）
　Ⅱ．多导睡眠图报告参数（9）
　Ⅲ．技术和数据规范（13）
　Ⅳ．人工判读规则（17）
　　　成人人工判读规则（17）
　　　儿童人工判读规则（28）
　Ⅴ．觉醒规则（33）
　Ⅵ．心脏规则（35）
　Ⅶ．运动规则（37）
　Ⅷ．呼吸规则（41）
　　　成人呼吸规则（41）
　　　儿童呼吸规则（45）
　Ⅸ．程序说明（49）
　Ⅹ．术语列表（57）

一、发展过程

(一) 历史背景

睡眠科学作为一门新兴学科起源于技术发展手段能够检测和记录脑活动,以及在特定或某些易损状态下发生的生理事件。1875年[3]动物脑表面电活动的记录和1929年[4]描述的能在人类头颅表面检测和描绘清醒脑活动是最早报道并应用于睡眠特征性电活动记录的方法。几乎就在人类脑电活动特征被认识的同一时期[5],1895年Einthoven[6]描述了心电波形的特征。虽然对于睡眠呼吸异常的描述可追溯到古代[7],但将呼吸和脑电同步记录用以甄别睡眠期间的各种病理事件还只是20世纪中期的事[8]。在这一时期采用呼吸记录的方法,已经观察到周期发生的呼吸暂停分为阻塞型和非阻塞型[9]。睡眠各种记录被定义为多导睡眠图,是指睡眠期间记录到的多项生理参数。1953年[10]描述了肢体肌阵挛并且注意到其与睡眠的相关性[11],证实为睡眠期间所呈现的正常和异常生理活动事件,从而被列为多导睡眠参数之一。

1937年,关于头皮脑电记录的研究聚焦于对NREM睡眠期特征性脑电活动波形的识别[12]。在此期间,持续脑电波形如α波和δ波的周期性活动,以及K复合波、梭形波、顶尖波和枕后短暂顶尖波等孤立波形被人们所认识[13,14]。1953年Aserinsky和Kleitman[15]证实了睡眠期间快速眼球运动与呼吸和心脏活动之间的关系,后来正式纳入REM睡眠期[16]。

尽管早期一些研究试图对睡眠不同类型特征做出界定[13,14,15,16],判断睡眠类型[18]依据资料的可靠性也很差,但其示范性为建立标准化判读手册提供了依据。20世纪60年代初,经过几次探索性的会议和1967年4月共识会议上的热烈讨论,在Alan Rechtschaffen和Anthony Kales[1]两位专家的指导下,一部不朽的正常睡眠判读标准手册诞生并公诸于世。1968年起,先后有几次动议试图进一步完善睡眠判读标准,包括1992年[19]美国睡眠疾病协会睡眠疾病图谱专家组的工作和SI-ESTA小组[20]对自动测量方法的早期研究。由于认识到新生儿睡眠存在本质不同,1971年[21]为这一年龄组制定并出版了一部专门的手册。自38年前Rechtschaffen和Kales发表判读标准以来,人们对睡眠的理解取得了长足进展。睡眠科学研究和临床睡眠医学领域正在应用许多新的度量技术定义睡眠特征。人们已经认识到睡眠特征在人一生中是不断发展变化的。睡眠相关现象如觉醒、心律失常、呼吸模式、运动以及行为的本质和重要性是目前临床和基础研究所关注的主要领域,因此需要一部更为全面的判读标准,使之既能够体现这一领域的进展变化又能反映新技术方法及其性能。

(二) 判读标准的形成

新判读标准手册的设计理念是鼓励公开和标准化的决策过程,广泛反映这一领域专家的意见。目的在于创造一套标准,既能体现最新的知识,又能在常规实施多导睡眠监测时提供更全面的标准化技术规范和判读规则,用以描述睡眠本质特征。起草的可行性规则是当证据缺乏时,经过相关领域专家以完成结构性证据综述或召开会议达成标准化共识等方式进行评估,显示了证据的可靠性和有效性。2004-2006年间,通过职业睡眠协会组织的会议进行公开讨论,规则制定过程实现了透明化并且各种意见的反馈也得到了公开。对起草标准的反馈意见由睡眠技师组、工程专家组提出,随后经由相关领域专家认同或执行委员会最终批准。所推荐专业术语的关键词和用于决策过程的术语见第Ⅰ部分关键词。决策过程的细节概要见第Ⅸ部分程序说明。至于详细的决策依据,读者可参阅各专家组发表在临床睡眠医学杂志上的文献综述。

判读手册制定过程中主要参与者包括:①由美国睡眠医学会(AASM)理事会指定的4人执行委员会;②由执行委员会选出的8名资深的专家组组

长；③每一专家组经专家组长和执行委员会协商确定8~12名专家；④AASM能力极强的行政管理人员。执行委员会成员也以联络员的身份参与专家小组活动，在证据综述和达成共识的过程中进行指导。专家组的文献搜集以证据为基础，并对证据进行分级，按照各自承担的题目建立证据表，以此完成证据总结。然后依据这些材料，根据各专家组所承担的课题撰写文献综述，这些证据文献综述定期提交执行委员会，对其格式和进展进行审核。随后，这些文献综述送给外部评审专家进行独立审评，他们的意见都在综述中得以陈述。在最后定稿前，综述文献须经执行委员会和AASM理事会审核认可。

基于文献回顾及文献综述，专家组甄别出可能适用的各种技术规范目录和为确定规则制定合理的原则。专家组长连同执行委员会成员就可能的判读规则、技术规范和报告参数进行投票。采用RAND/UCLA适宜性评价法[23]和文献综述过程中积累的证据，通过一系列正式投票，确定原则的合理性并形成最终的判读标准。基于最后的表决资料，执行委员会起草了初步的判读规则。各专家组长以及工程和技术专家组评议草拟的规则后，就其可行性和适当性提出建议，最终由执行委员会完成修订。这些已修订的判读规则，再提交AASM理事会讨论并通过。

专家组会议始于2004年7月，2006年5月形成了最后的规则、术语和技术规范草稿，并于2006年12月得到理事会的通过。

所有判读标准制定委员会成员均按AASM要求作出是否存在利益冲突的声明。在建议行成过程中，执行委员会的成员与任何可能涉及的监测仪器均不存在1级利益关系。执行委员会也审查了专家组成员是否存在潜在的利益冲突，并据此作出授予或取消某专家参与专家组活动的资格的决定。各专家组成员在其所担负任务的范围内不存在1级水平的利益冲突。

（三）专家组组成

为了这本判读标准手册，专门成立6个专家组对证据进行综述。6个专家组涵盖了各主要领域：人工判读、数字化判读、觉醒、体动、各种呼吸事件和心脏事件。

另外，针对儿童和老年人两个特殊人群，也成立了相关的专家组，除与其他领域专家组保持联络外，老年和儿童专家组还各包括 5 名在相应的年龄群体有经验的睡眠医学专家。

6个专题的专家组，每组至少有5名擅长于相关领域的睡眠医学专家，一名在证据综述方面有丰富经验的顾问，负责为8~13名专家组成员与儿童和老年专家组以及执行委员会之间的联络。在为期18个月的证据综述和达成共识的过程中，各专家组利用8~20小时时间进行电话沟通或召开面对面的会议。

如上所述，每一个专家组负责搜集与所选主题相关的文献，对文献进行回顾从中提取证据信息，撰写证据综述，并与执行委员会合作完成RAND投票和表决。

由于证据综述在各专家组内部确定，那些与儿童和老年相关的文献综述，交给合适的联络员进行修改和完成。由相关题目专家组组织的RAND投票，经老年和儿童专家组复核，并对各项目进行甄别修订，然后投票形成儿童和老年的判读规则。

儿童组，在人工判读、各种呼吸事件和心脏事件领域形成了一套不同的判读规则，这些不同之处均在判读手册的相关部分进行了标注。

老年组，惟一需要老年专家组投票表决的是有关慢波睡眠的波幅是否与青年人不同的问题，最终投票结果是老年专家组和人工判读专家组都认为相同，因此不需要裁定。

（四）证据综述

各专家组负责完成相关文献综述，对技术规范和6个相关部分即人工判读、数字化判读、觉醒、呼吸、心脏和体动，提供可信性和有效性支持证据。专家组文献综述和检索重点的细节部分可在每篇综述文章的方法部分找到。

全部证据综述文献，由专家组确定关键词，运用基于计算机的PubMed文献检索，收集了自1968—2004年9月间以人为研究对象，用英文发表的文献。不同的专家组选择了91～372篇合适的文章进行正式的证据综述。在一名有证据分级经验的专家指导下，由专家组的成员从文献中抽取证据。

虽然在某些情况下为进一步完善内容做了适当的补充，但证据分级标准总体来说参照的是Sackett[22]标准。例如在数字信号的分析中，取样方法对证据水平的确定十分关键，必须对相同分期或事件进行比较，并且对于不同的证据水平需要达到一个最小的样本量。

（五）专家共识

当明确基于证据的规则、术语和技术规范的1、2级证据不足时，则采用基于文献回顾达成专家共识的方法。专家共识的程序遵循标准的RAND/UCLA适宜性评价法。对于术语、技术规范和判读规则的专家共识采用RAND投票表决方式进行正式评价。投票由专家组实施，然后提交执行委员会确认。采用RAND投票表决的程序，每一轮参加投票人数9～11名，由专家小组成员和联络人员组成。如果投票人数少于9名，则由执行委员会挑选专家参与投票。

为了达成某一推荐意见，当相互观点不一致时采用专家共识投票。为了鼓励推动决策程序的顺利进行，执行委员会会在适当的时候指导投票者，确保在不同的选项当中根据有效性、可信性和最终的优选权达成共识。

每一专家组至少通过两轮专家共识程序。第一轮专家组成员不经讨论独自表决，而第二轮则经过面对面或电话会议就RAND内容和第一轮投票结果进行讨论。有两个专家组在第一轮投票时就对所选项目达成了专家共识。

投票时，对投票的项目根据合适程度分成9级，根据决策基于证据还是基于意见分为4个字母等级。RAND手册中规定的经典的意见一致定义如下。

1. 意见一致或反对　不超过2个小组成员的判读在此3分区域外（1-3；4-6；7-9），包括中间区域。

2. 意见不一致　至少3个小组成员认为该适应症判读在1-3分区，同时至少3个其他成员判读在7-9分区。

3. 意见不确定　没有满足关于意见一致或意见不一致的标准。

为保证达成专家共识与相应领域专家组的意见尽可能一致，对于初期一系列由于互相排斥而无法确定的结论又进行了一轮额外讨论。例如，当采用RAND过程进行多次投票表决仍无法达成共识，而且专家组对于两种均在实践中应用的选择没有足够的证据推荐其中一种时，执行委员会就裁定一个作为推荐和一个作为替代的、可接受的规则或规范。任何经过3轮或一轮额外讨论仍未达成专家共识的条目，由执行委员会最终裁定。最终只有9条需要执行委员会裁定。

专家组制定了标准的规则后，儿童和老年专家组审查投票结果，以确定针对老年人和儿童需要进行更改或修订的条目。随后进行单独的证据综述，完成了一轮的RAND投票过程，最终确定针对老年和儿童人群由于证据不足而需进行修订的条款。

（六）工程和技术评估

在完成证据综述并达成专家共识后，组建工程技术小组，对起草的初步判定规则进行有条理的录入。要求这些工程技术人员对所提规则的适宜性进行评价，对预测实施中可能遇到的各种问题进行评论。技术人员在草拟录入之前，需要召开电话会议进行沟通。然后将工程和技术小组提出的录入框架提供给各专家组组长，由他们制定一个修改规则或保留原有语言的原则。执行委员会采纳技术人员提出的录入框架和专家组的反馈意见，确定最终的规则，并对存在较大分歧的条款作出最终裁定。

2004年7月16日，各专家组组长、执行委员会委员和AASM成员在一次会议期间当面就提交的工程录入框架进行了商榷。几家从事研发多导睡眠监测数据采集或判读的软件和硬件公司的代表也受邀参与讨论，并提供有关潜在的报告参数、当前多导睡眠监测数据数字化获取和自动判读的资料。此次会议交流的信息，汇集后呈递判读手册各专家组。

(七)总结和未来版本

读者将发现"AASM睡眠及其相关事件判读手册"内容涵盖广泛,它囊括了事件、技术规范、儿童判读、修订的分期术语和各种标准。觉醒、体动、呼吸和心脏事件也通过采用新的和已存证据及专家共识纳入了标准判读系统。当沿用和提出新的术语、技术规范和标准时,决策的过程鼓励保留现存的有效和可信方法。在睡眠人工判读标准和技术规范中,基于Rechtschaffen和Kales判读系统的有效性和可信性,保留了其大部分内容框架。同时也包含了新修订的定义和标准,以及儿童人工判读的新标准。确定证据和(或)为了形成推荐、选择规范或判读规则而达成专家共识,采用了公开透明的形式。尽管规则和定义都是证据综述和专家共识后的产物,在每条规则之后仍有注释作为意见不一致时附加的说明。参考文献可方便读者得到对新手册的理论依据更多、更详细的分析资料。

本手册对分析工具的拓展选用,反映在证据综述和专家达成共识的过程中。数字化界面的使用需要更多的规范,而这在以前的标准判读手册是不必要的。确定呼吸事件发生的程度和方法,从早期的实践到新证据提出都得到了发展。在本版手册中,基于现存的证据和所达成的共识,某些研究活跃的领域并没有采用数字标准。尽管在修订过程中针对累积证据支持其实用性的情况采用了相应的技术手段,但脑电的量化,脑电中某些周期转换模式(cyclic alternating pattern,CAP)以及定义和自主神经有关事件的方法还没有被纳入进来。

在辅助阐释人工判读规则和呼吸规则时虽然采用了示意图,但读者会注意到睡眠记录的重复性并不总是与上述规则相吻合。本判读手册没有收入实际采集的视图范例,而是强调陈述基于标准化决策过程所制定的规则、规范,并鼓励为分期的实施和事件规则提供一个客观的基础。本规则的确立还将为机械和人工判读方法提供一个支撑平台。

睡眠科学和睡眠医学专业自20世纪30年代的早期尝试以来已经获得迅速地发展,形成了一套连贯一致的框架描述睡眠的复杂性。尽管由Rechtschaffen和Kales出版的第一版得到普遍认可的判读手册在睡眠领域已经很实用,但睡眠科学家和睡眠临床学家多年来也一直希望对手册进行修改和补充。这本新的判读手册是将最佳的证据和睡眠医学专家的意见有机结合的一次尝试。然而,正如睡眠领域的发展不是一成不变的一样,此手册也需要不断更新。执行委员会的指导思想是应该对这本判读手册定期进行评估,同时根据此期间所积累的新的科学资料予以补充、修改和删除。这样,手册才是一本"活"文献,能不断吸纳新信息,使之变得更实用。

参考文献

[1] Rechtschaffen A, Kales A. A Manual of Standardized Terminology, Techniques and Scoring System for Sleep Stages of Human Subjects. US Department of Health, Education, and Welfare Public Health Service — NIH/NIND; 1968.

[2] Iber C. Development of a new manual for characterizing sleep. Sleep 2004;27(2):190-192.

[3] Caton R. The electric currents of the brain. Br Med J 1875; 2:278.

[4] Berger H. Uber das Elektroenkelphalogramm des Menshcen. Arch Pyschiatr Nervenkr 1929;87:527-570.

[5] Waller A. A demonstration on man of electromotive changes accompanying the heart's beat. J Physiol 1887;8:229-234.

[6] Einthoven W. Uber die form des menschlichen electro-cardiogramms. Arch Gesamte Physiol 1895;60:101-123.

[7] Ancoli-Israel S. "Sleep is not tangible" or what the Hebrew tradition has to say about sleep. Psychosomatic Medicine 2001;63(5):778-787.

[8] Gastaut H, Tassinari CA, Duron B. Polygraphic study of diurnal and nocturnal (hypnic and respiratory) episodal manifestations of Pickwick syndrome. Revue Neurologique 1965;112(6):568-579.

[9] Bulow K. Respiration and wakefulness in man. Acta Physiol Scand 1963;59:1-110.

[10] Symonds CP. Nocturnal myoclonus. Journal of Neurology, Neurosurgery & Psychiatry 1953;16(3):166-171.

[11] Coleman RM PC, Weitzman ED. Periodic movements in sleep (nocturnal myoclonus): relation to sleep disorders. Ann Neurol 1980;8:416-421.

[12] Loomis AL, Harvey EN, Hobart GA. Cerebral states during sleep, as studied by human brain potentials. Journal of Experimental Psychology 1937;21:127-144.

[13] Blake H, Gerard R, Kleitman N. Factors including brain potentials during sleep. Journal Neurophysiol 1939;2:48-60.

[14] Gibbs E, Lorimer F, Gibbs F. Atlas of electroencephalography, vol.1, methodology and controls (2nd ed). In: Volume 1, methodology and controls. 2nd ed. Reading, MA: Addison-Wesley Publishing Company; 1950:90-96.

[15] Aserinsky E, Kleitman N. Regularly occurring periods of eye motility and concomitant phenomena during sleep. Science 1953;118:273-274.

[16] Dement WC, Kleitman N. Cyclic variations in EEG during sleep and their relation to eye movements, body motility and dreaming. Electroencephalography and Clinical Neurophysiology 1957;9:673-690.

[17] Williams RL, Karacan I, Hursch C. Electroencephalography of Human Sleep: Clinical Applications. New York: John Wiley & Sons; 1974.

[18] Monroe LJ. Inter-rater reliability and the role of experience in scoring EEG sleep. Psychophysiology 1967;5:376-384.

[19] Anonymous. EEG arousals: scoring rules and examples: a preliminary report from the Sleep Disorders Atlas Task Force of the American Sleep Disorders Association. Sleep 1992;15(2):173-184.

[20] Grube G, Flexer A, Dorffner G. Unsupervised continuous sleep analysis. Methods & Findings in Experimental & Clinical Pharmacology 2002;24 Suppl D:51-56.

[21] Anders T, Emde R, Parmelee A (eds). A manual of standardized terminology, techniques and criteria for scoring states of sleep and wakefulness in newborn infants. UCLA Brain Information Service. NINDS Neurological Information Network; 1971.

[22] Sackett DL. Rules of evidence and clinical recommendations for the management of patients. Can J Cardiol 1993;9(6):487-489.

[23] Fitch F, Bernstein SJ, Aguilar MS, et al. The RAND/UCLA Appropriateness Method User's Manual. In: RAND Corporation; 2001.

二、判读手册

I 关键词

1. 规则

[推荐] 为多导睡眠图常规判读规则。
[替代] 经临床医生或研究者慎重考虑，可作为推荐规则的替代规则。
[选择] 建议用于不常见的事件，甚至不知道其生理意义的事件或没有形成共识的事件，临床医师或研究者经过慎重考虑可运用这些规则判读。

2. 程序说明

[标准] 基于1级或强有力2级证据的推荐。
[指南] 基于2级或形成共识3级证据的推荐。
[专家共识] 证据的级别低于指南。基于现有的资料，按照标准的专家共识决策程序形成的推荐意见。
[裁定] 指导委员会根据现有的资料形成的推荐。只在下列情况下执行裁定：①没有充分的证据和没有达成专家共识；或②需要联合各专家组组长澄清的问题和附加规则较少时。

Ⅱ 多导睡眠图报告参数

1. 多导睡眠图

A. 参数

(1) 脑电图（EEG） [推荐]
(2) 眼动图(EOG) [推荐]
(3) 颏肌电图 [推荐]
(4) 下肢肌电图 [推荐]
(5) 呼吸气流参数 [推荐]
(6) 呼吸努力参数 [推荐]
(7) 血氧饱和度 [推荐]
(8) 体位 [推荐]

B. 睡眠判读参数

(1) 熄灯时间（h:min） [推荐]
(2) 开灯时间（h:min） [推荐]
(3) 总睡眠时间（TST;min） [推荐]
(4) 总记录时间（从熄灯到开灯时间，min） [推荐]
(5) 睡眠潜伏期（SL;从熄灯至所记录到第 1 帧任何睡眠期的时间，min） [推荐]
(6) R 期睡眠潜伏期（睡眠开始到第 1 帧 R 睡眠期的时间，min） [推荐]
(7) 入睡后清醒时间(WASO;B4 中的 W 期－B5，min) [推荐]
(8) 睡眠效率百分数(B3/B4 × 100) [推荐]
(9) 每期睡眠时间（min） [推荐]
(10) 每期睡眠时间占总睡眠时间百分数(B9/B3 × 100) [推荐]

说明：入睡后的清醒时间指所有清醒活动，也包括离床的清醒活动。

C. 觉醒（Arousal）事件

(1) 觉醒次数 [推荐]
(2) 觉醒指数（ArI;C1 × 60/B3） [推荐]

D. 呼吸事件

（1）阻塞型呼吸暂停次数	[推荐]
（2）混合型呼吸暂停次数	[推荐]
（3）中枢型呼吸暂停次数	[推荐]
（4）低通气（Hypopnea）次数	[推荐]
（5）呼吸暂停+低通气次数	[推荐]
（6）呼吸暂停指数[AI;(D1+D2+D3)×60/B3]	[推荐]
（7）低通气指数(HI;D4×60/B3)	[推荐]
（8）呼吸暂停+低通气指数（AHI;D5×60/B3）	[推荐]
（9）呼吸努力相关觉醒总数	[选择]
（10）呼吸努力相关觉醒指数（D9×60/B3）	[选择]
（11）血氧饱和度下降≥3%或4%总数	[选择]
（12）血氧饱和度下降≥3%或4%指数(DI;D11×60/B3)	[选择]
（13）平均血氧饱和度	[推荐]
（14）睡眠期间最低血氧饱和度	[推荐]
（15）发生肺泡低通气（hypoventilation）事件（是／否）	[选择]
（16）发生陈施氏（Cheyne-Stokes）呼吸（是／否）	[推荐]

说明：

1. 血氧饱和度下降低于给定阈值的时间占总睡眠时间的百分数，经研究者慎重考虑后可以报告
2. 在D4，D5，D7，D8报告中应当详细说明成人低通气定义的界定标准（推荐，Ⅶ.4A或替代，Ⅶ.4B）。

E. 心脏事件

（1）睡眠期间平均心率	[推荐]
（2）睡眠期间最高心率	[推荐]
（3）记录期间最高心率	[推荐]

发生下列心律失常（是／否）。如果存在，列出心律失常的类型及心率或心脏停搏时间：

（4）心动过缓，报告最低心率	[推荐]
（5）心脏停搏，报告最长停搏时间	[推荐]
（6）睡眠期间窦性心动过速，报告最高心率	[推荐]
（7）窄复合波心动过速，报告最高心率	[推荐]
（8）宽复合波心动过速，报告最高心率	[推荐]
（9）心房纤颤	[推荐]

发生其他心律失常（是／否）

（10）如果存在，列出心律失常的类型	[推荐]

F. 肢体运动事件

（1）睡眠期周期性肢体运动次数（PLMS）   [推荐]
（2）睡眠期伴随觉醒的周期性肢体运动次数   [推荐]
（3）睡眠期周期性肢体运动指数（PLMSI；F1×60/B3）   [推荐]
（4）睡眠期周期性肢体运动觉醒指数（PLMSArI；F2×60/B3）   [推荐]

G. 总结

（1）与睡眠诊断相关的所见   [推荐]
（2）EEG 异常情况   [推荐]
（3）心电图（ECG）异常情况   [推荐]
（4）睡眠行为   [推荐]
（5）睡眠结构趋势图   [选择]

III 技术和数据规范

1. 特性描述

A. 常规PSG记录数据规范（说明） [推荐]

最大电极阻抗	5kΩ[1]
最低数字分辨率	每一采样12bits

采样频率	理想	最小
EEG	500Hz[2]	200Hz[3]
EOG	500Hz[4]	200Hz
EMG	500Hz[5]	200Hz
ECG	500Hz[6]	200Hz
气流	100Hz	25Hz
血氧测定	25Hz[7]	10Hz
鼻腔压力	100Hz[8]	25Hz
食道压	100Hz	25Hz
体位	1Hz	1Hz
鼾声	500Hz[9]	200Hz
胸部和腹部运动	100Hz[10]	25Hz

常规记录滤波设定	低频滤波	高频滤波[11]
EEG	0.3Hz	35Hz[3]
EOG	0.3Hz	35Hz
EMG	10Hz[5]	100Hz[5]
ECG	0.3Hz[12]	70Hz
呼吸	0.1Hz	15Hz
鼾声	10Hz	100Hz

说明：

1. 该条适用于测量脑电图和眼动图的电极阻抗。在记录期间出现伪差时，应重新测定电极阻抗。
2. 就脑电图检测而言，采样频率为500Hz时，可提高脑电棘波的分辨率，更好地保留脑电波形细节。
3. 增加采样频率和扩大高频滤波范围，可获得更详细的脑电分析图形。此时的采样频率至少应为高频滤波值的3倍。
4. 在眼动图中，使用500Hz的采样频率可记录到反映在此导联中的脑电信号，使眼动图作为脑电图的备份，同时也可更好地分辨这些脑电导联的伪迹。
5. 在检测颏肌电和胫肌电时，采样频率越高采集到的波形越好，但问题不在波形本身，重要的是一个好的波形在解读快速震荡信号时有助于避免振幅衰减。
6. 对于心电图，500Hz 能较好的界定起搏峰电位和心电图波形。但在200Hz也能看清起搏峰电位，多导睡眠图中心电图波形并不作为评价心肌缺血的常规方法。复杂波形分析和出于研究目的时，需采用更高的采样频率。

7．检测脉搏血氧，排除伪差理想的采样频率是25Hz 。

8．对于压力式鼻气流传感器技术（特别是带有鉴别发生在呼吸气流波形上鼾声信号的设置），较高频率有助于更好的显示气流波形中的削峰波、平台波和（或）震动波。

9．检测鼾声，如同肌电图一样，当解析快速震荡信号时，500Hz采集的信号波形更清晰、波幅更精确，能较好的定义振幅的变化。如果鼾声预处理结果为连续响声或声强，也可选择较低的采样频率。即采样频率不是一成不变的，而是根据声响的要求，通过预处理所采集到的声音信号进行调整。

10．采用电感应性体积描记技术测定胸部和腹部运动，可更好地鉴别心源性震动及其导致的伪差。

11．考虑到较旧设备的使用，30～35Hz 范围的滤波设置也能满足上述35Hz的推荐标准。这种情况仅适用于脑电图和眼动图高滤波的设置。

12．对于心电图，设定低频和大带宽可减少12导联心电图失真。然而，在多导睡眠图中，用于鉴别基础心率和心律紊乱所使用的改良Ⅱ导联单导记录，可能并不需低频设定和加宽带宽。对心动周期较长的部分，现代的心电评估可能采用0.3Hz低频滤波更合适。这一导联在患者活动、用力、肌肉收缩以及多汗引起的电极移位时易造成伪迹，是实验室中经常遇到的问题。采用接触良好稳定的标准心电图导联，比用脑电图心脏监测导联发生问题的可能性小。

一般来说：如果没有特殊参数要求，有一种共识就是在各导联采用相似的设置，以简化操作中的技术问题。

B．数字多导睡眠图记录特征

数字系统必须包括下列特征：

（1）在荧光屏上可视的标准负50μV直流校准信号转换开关，用于各信号通道显示所记录参数设定的极性、振幅和时间常数　　　　　　　　　　　　　　　　　　　　　　　　［推荐］

（2）为信号通道分设的50/60Hz 滤波控制　　　　　　　　　　　　　　　　　　　［推荐］

（3）每一信号通道能选择各自的采样频率　　　　　　　　　　　　　　　　　　　［推荐］

（4）相对于参考电极（参考电极可以是其他所有使用电极的总和），每一电极实际阻抗的测定方法　　　　　　　　　　　　　　　　　　　　　　　　　　　　　　　　　　［推荐］

（5）主管技师实时监测记录时，能精确储存和回放数据（如保存和显示全部监测到的变化，灵敏度调整，滤波设置和临时性处理）　　　　　　　　　　　　　　　　　　　　［推荐］

（6）技师判读时，能精确储存和回放数据（如保存和显示全部监测到的参数，灵敏度调整，滤波设置和临时性处理）　　　　　　　　　　　　　　　　　　　　　　　　　［推荐］

（7）设计一个数据采集滤波器，功能上可模拟或复制常规的（模拟形式）频率响应曲线，而不是去除指定带宽内所有的活动和谐波　　　　　　　　　　　　　　　　　　［推荐］

数字系统应包括下列特征：

（8）选择和（或）转换电极输入信号导联时，选择器可独立处理，不需依赖共同参比电极。　　　　　　　　　　　　　　　　　　　　　　　　　　　　　　　　　　　　［选择］

C. 多导睡眠图显示和显示操作规则

系统必须包括下列多导睡眠图特征：

（1）显示和判读多导睡眠图原始数据所用的数字显示屏和视频采集卡分辨率至少为 1 600×1 200　　　　　　　　　　　　　　　　　　　　　　　　　　　　　　　　[推荐]

（2）有睡眠分期、呼吸事件、腿动事件、血氧饱和度和觉醒事件矩形趋势图，有图上定位游标和点选跳转功能　　　　　　　　　　　　　　　　　　　　　　　　　　　[推荐]

（3）视屏窗宽可在 5s 至整夜时间范围内进行调整　　　　　　　　　　　　　[推荐]

（4）所记录的视频数据资料必须与多导睡眠图数据同步，并且达到每秒至少 1 帧以上视频的精确度　　　　　　　　　　　　　　　　　　　　　　　　　　　　　　　[推荐]

系统应包括下列 PSG 特征

（5）自动翻页和滚动　　　　　　　　　　　　　　　　　　　　　　　　　[选择]
（6）通道关闭控制键或开关控制器　　　　　　　　　　　　　　　　　　　[选择]
（7）通道翻转控制键或反复翻转器　　　　　　　　　　　　　　　　　　　[选择]
（8）通过点击或拖动改变通道顺序　　　　　　　　　　　　　　　　　　　[选择]
（9）显示设置的图形（包括不同颜色）并可在任何时间被激活调用　　　　　[选择]
（10）在规定的区间快速傅里叶转换或频谱分析（忽略数据伪差部分）　　　[选择]

D. PSG 数字分析系统

数字睡眠系统必须包括下列功能：

（1）标识睡眠分期判读是人工分图还是由计算机系统自动完成　　　　　　[推荐]

数字睡眠系统应具有开／关功能，按需、醒目：

（2）识别睡眠分期图形（如睡眠梭形波、K 复合波、α 波、δ 波）　　　　　[选择]
（3）识别呼吸事件分析图形（如呼吸暂停、低通气、氧饱和度降低）　　　　[选择]
（4）识别体动分析图形（如周期性肢体运动）　　　　　　　　　　　　　　[选择]

Ⅳ 人工判读规则

成人人工判读规则

1．技术规范

A．EEG

（1）推荐EEG导联： [推荐]
a．F_4–M_1
b．C_4–M_1
c．O_2–M_1

如果在监测中推荐电极出现故障，备份电极应放置在F_3、C_3、O_1和M_2，显示为F_3–M_2、C_3–M_2和O_1–M_2。

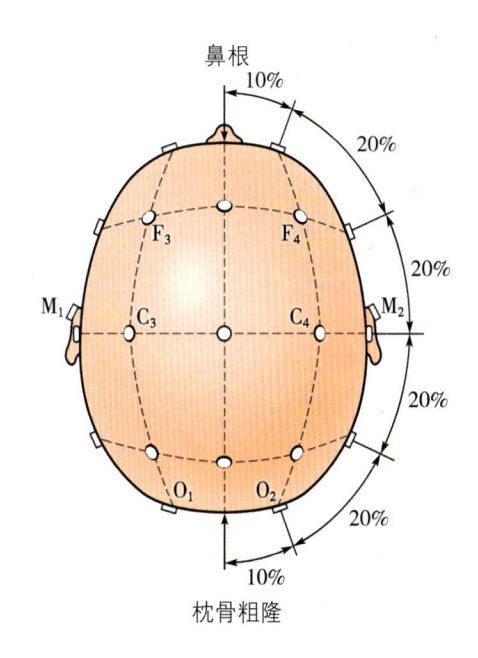

（2）可接受的替代EEG导联： [替代]
a．F_z–C_z
b．C_z–O_z
c．C_4–M_1

如果在监测期间电极出现故障，备份电极应放置在F_{PZ}，C_3，O_1和M_2，允许以F_{pz}替代F_z，C_3替代C_z或C_4，O_1替代O_z，M_2替代M_1。

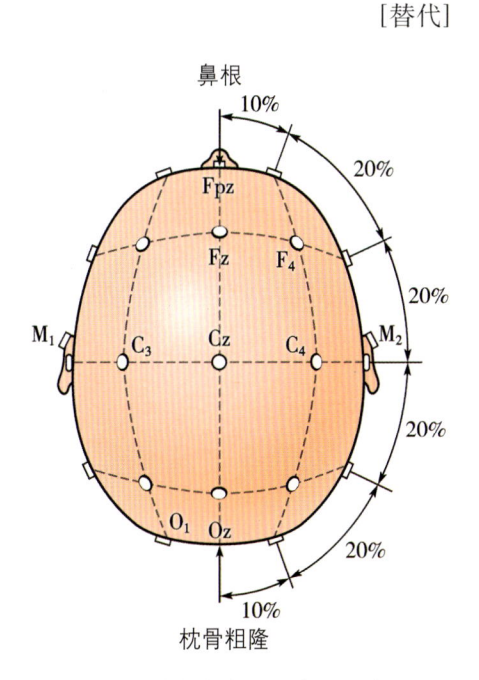

（3）EEG 电极位置按国际 10—20 系统放置。　　　　　　　　　　　　　　　　　　　　　　　　　　[推荐]

说明：
1. 为采集额部、中央部和枕部脑电活动，最少需 3 组 EEG 电极。
2. M1 和 M2 电极分别放置在左和右侧乳突。

B.EOG

（1）推荐 EOG 导联：　　　　　　　　　　　　　　　　　　　　　　　　　　　　　　　　　　　　　[推荐]
a. E_1-M_2（E_1 电极放置在左眼外眦下 1cm 处）
b. E_2-M_2（E_2 电极放置在右眼外眦上 1cm 处）

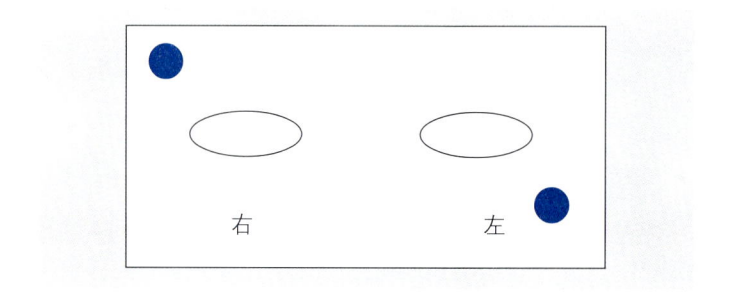

（2）可接受的替代 EOG 导联：　　　　　　　　　　　　　　　　　　　　　　　　　　　　　　　　[替代]
a. E_1-F_{pz}（E_1 电极放置在左眼外眦向外向下各 1cm 处）
b. E_2-F_{pz}（E_2 电极放置在右眼外眦向外向下各 1cm 处）

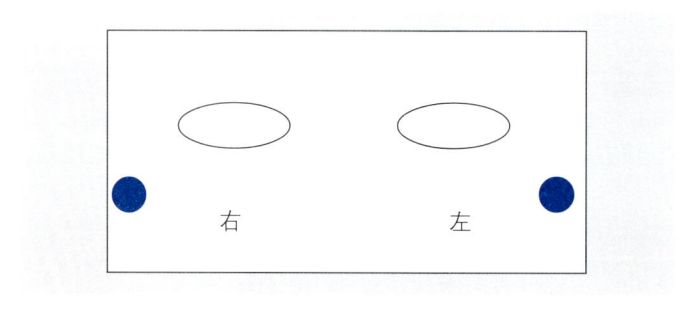

说明：替代导联记录眼动方向，即垂直眼动显示为同相偏转，水平眼动显示为反相偏转。

C.EMG 　　　[推荐]

（1）记录颏肌电需放置 3 个电极：
a. 中线下颌骨下缘上 1cm
b. 下颌骨下缘下 2cm 中线右旁开 2cm
c. 下颌骨下缘下 2cm 中线左旁开 2cm

(2) 标准颏肌电导联由一个下颌骨下电极和下颌骨上电极组成,下颌骨下电极为参考电极;另外一个下颌骨下电极为备份电极,确保在上述任一电极发生故障时能持续记录颏肌电活动。

2. 睡眠分期判读 [推荐]

A. 睡眠分期

(1) 推荐下列术语用于睡眠分期
a. W 期——清醒期(Wakefulness)
b. N1 期——非快速眼动 1 期($NREM_1$)
c. N2 期——非快速眼动 2 期($NREM_2$)
d. N3 期——非快速眼动 3 期($NREM_3$)
e. R 期——快速眼动期(REM)

说明:N3 期代表慢波睡眠,替代了 R&K 分期中的 N3 期和 N4 期。

B. 逐帧判读

(1) 睡眠监测开始后按每 30s 记录帧进行睡眠分期判读。
(2) 逐帧标定睡眠期。
(3) 如果 2 个或多个睡眠期并存于同一记录帧,哪期所占比例最大判为哪一期。

3. W 期 [推荐]

定义

α 节律:闭眼状态记录到的 8~13Hz 序列正弦波,枕区导联明显,睁眼时波幅减弱。
眨眼:清醒期睁眼或闭眼时导致的 0.5~2.0Hz 共轭(conjugate)垂直眼动波。
阅读眼动:阅读时出现,由周期性慢相眼动和随后反向快相眼动组成的序列共轭眼动波。
快速眼动:共轭、不规则、波峰陡峭的眼动波,眼动波初始达峰时间<500ms,快速眼动是 R 期睡眠的特征,也见于清醒状态睁眼扫视周围环境时。

规则

A. 枕区 α 节律占记录帧 50% 以上判读为 W 期。
B. α 节律没有出现在记录帧,但存在下列特征之一者,判读为 W 期:
(1) 频率在 0.5~2Hz 的眨眼(eye blinks)动作
(2) 阅读眼动(reading eye movements)
(3) 不规则的共轭快速眼动伴正常或增强的颏肌电

说明:
1. W 期代表清醒,包括完全清醒和思睡(drowsiness)前期。思睡的电生理和心理特征可在 W 期出现甚至延续到 N1 期。

2．在 W 期，闭眼状态主要为 α 节律；睁眼状态 EEG 为低波活动（主要为 β 和 α 频率）而没有 α 波的节律特征。大约 10％的人在闭眼状态不产生 α 节律，另有 10％的人只表现少量的 α 节律。在这些人群中，枕区 EEG 活动在睁眼和闭眼状态是相同的。

3．W 期眼动为 0.5～2.0Hz 的快速眨眼，在思睡阶段眨眼频率减慢，甚或 α 节律仍持续存在情况下眨眼已经被缓慢的眼动替代。如果是睁眼，则可见随意的快速眼动或阅读眼动。

4．W 期颏肌电波幅变化较大，但通常高于睡眠期。

4．N1 期 [推荐]

定义
慢速眼动（SEM）：共轭、相对规律的正弦眼动，初始达峰时间通常＞500ms。 低波幅混合频率活动：主要为 4～7Hz 低波幅脑电活动。 顶尖波（V 波）：见于中央区，波形陡峭，持续时间＜0.5s，与背景脑电明显不同。 睡眠起始：是指第一帧判读为非 W 期的任何睡眠期第一帧的起始。

规则

A．有 α 节律者，如 α 节律减弱并被低波幅混合频率活动取代，且后者占一帧的 50％ 以上，判读为 N1 期。

B．无 α 节律者，呈现下列现象之一时，判读为 N1 期。

（1）较 W 期脑电背景频率减慢≥1Hz 的 4～7Hz 脑电波

（2）顶尖波（Vertex sharp waves）

（3）缓慢眼动

说明：

1．顶尖波可以存在但不是 N1 期的必须条件。

2．N1 期通常眼动缓慢，但不是判读必须条件。

3．N1 期颏肌电变化较大，但通常低于 W 期。

4．慢速眼动通常出现在 α 节律减慢之前，不产生 α 节律者睡眠潜伏期稍短于产生 α 节律者。

5．N2 期 [推荐]

定义
K 复合波：一个明晰可辨的陡峭负向波之后随即伴发一个正向波，凸现在背景 EEG 中，持续时间≥0.5s，通常在额区脑电导联记录最清晰。与 K 复合波相关的觉醒，其发生的始点与 K 复合波截止点间不能大于 1s。 睡眠梭形波：11～16Hz（最常见 12～14Hz）成串出现的明显可辨的波形，持续时间≥0.5s，通常以中央区导联记录的波幅最大。

规则

A.N2期睡眠起始判读规则：

（1）如果判读帧的前半帧或前一帧的后半帧存在如下1或2项特征，判读为N2期开始（不符合N3期标准）：
  a.1个或多个与觉醒无关的K复合波
  b.1个或多个睡眠梭形波（spindles）

说明：
1.数帧存在与觉醒相关性K复合波，但没有自发的K复合波或睡眠梭形波，仍判读为N1。
2.为了判读N2期睡眠，觉醒按觉醒规则V.1.判读。

B.N2期睡眠持续判读规则：

数帧不含K复合波或睡眠梭形波的低波幅混合频率脑电活动，如果此前存在：① 非觉醒相关性K复合波；或②睡眠梭形波，继续判读为N2期。

C.N2期睡眠终止判读规则：

（1）出现下列事件之一，判读为一段N2期结束：
  a.转为W期
  b.一次觉醒（转换为N1，直到出现非觉醒相关性K复合波或睡眠梭形波）（图1）
  c.一次大体动（major body movement）伴随缓慢眼动和低波幅混合频率EEG没有非觉醒相关性K复合波或睡眠梭形波（大体动之后记录帧判读为N1期；如果没有缓慢眼动判读为N2期；含大体动记录帧判读标准见"8.大体动"部分）（图2）
  d.转为N3期
  e.转为R期

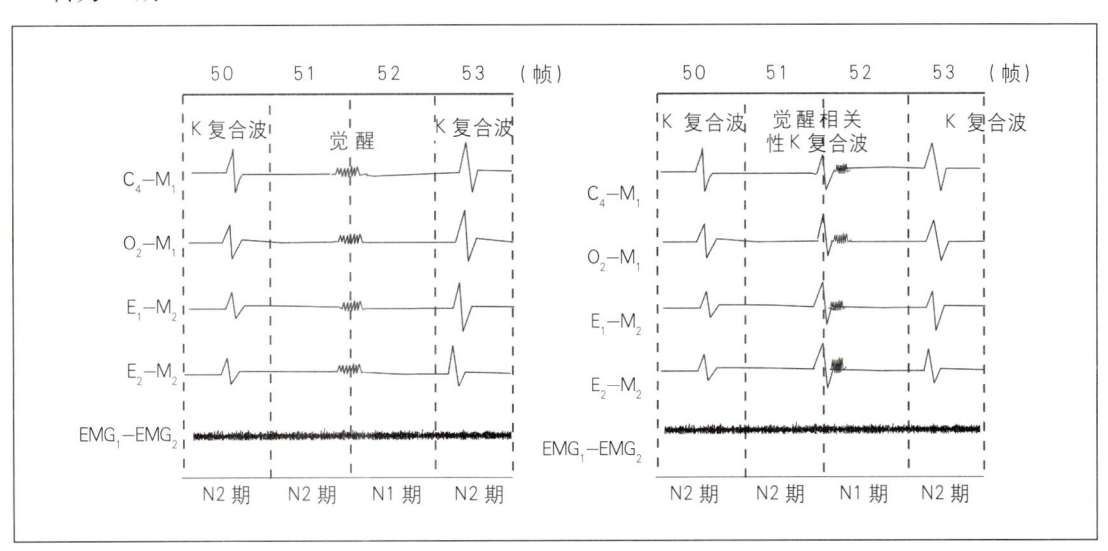

图1

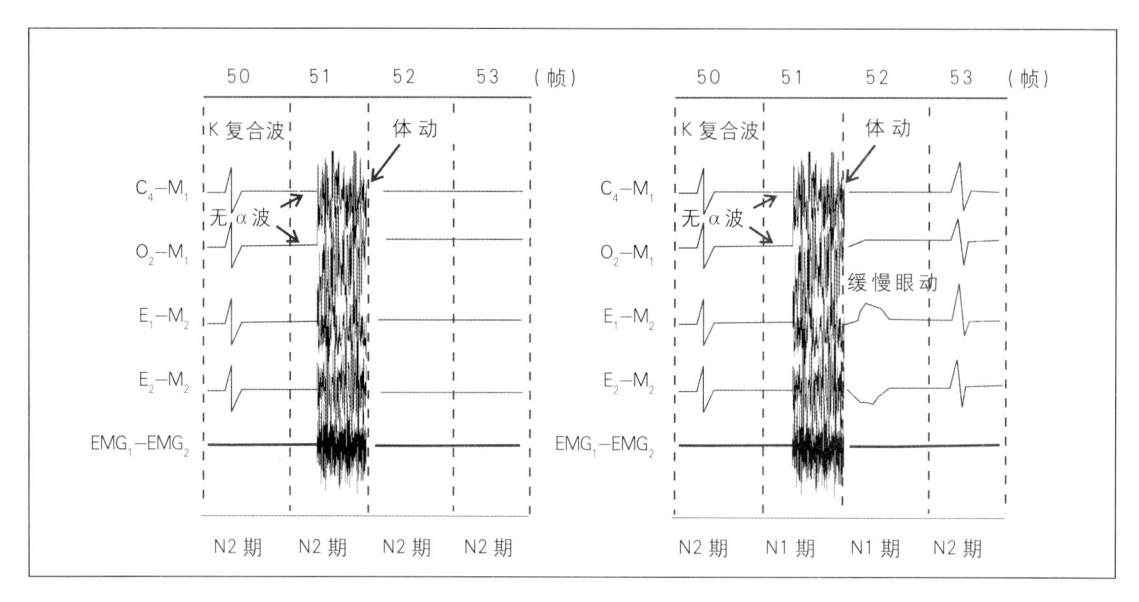

图 2

说明：
1. N2 期 EOG 通常无明显的眼动，但有些患者可存在缓慢眼动。
2. N2 期颏肌电幅度变化明显，但通常较 W 期低，也可能同 R 期一样低。

6. N3 期 [推荐]

定义
慢波活动：波形频率为 0.5~2Hz，正负峰间的波幅 > 75 μV，在整个额区可监测到。

规则

A. 当慢波活动占一帧的 20% 以上时判读为 N3，不用考虑年龄因素。

说明：
1. 睡眠梭形波在 N3 期可持续存在。
2. N3 期缺乏特征性的眼动。
3. N3 期颏肌电波幅变化较大，但通常低于 N2 期，有时同 R 期一样低

7. R期 [推荐]

> **定义**
> 快速眼动（REM）：共轭、不规则、波峰陡峭的眼动波，初始达峰时间<500ms。
> 低张力颏肌电：基线肌电张力低于其他任何睡眠期，通常为整个记录期间的最低值。
> 锯齿波（sawtooth waves）：序列陡峭波浪或三角状波形，类似锯齿状，2～6Hz，最大波幅见于颅中央区，通常出现在阵发快速眼动波之前，但并不总是这样。
> 短暂肌电活动（transient muscle activity）：短暂不规律阵发的EMG活动，持续时间一般<0.25s，重叠在低张力肌电之上。这种肌电活动可在颏肌或胫骨前肌电导联记录到，也见于EEG或EOG导联，后者代表脑神经支配的肌肉电活动。这种活动在快速眼动时最明显。

规则

A. 记录帧呈现下列所有现象时判读为R期：
　a. 低波幅混合频率EEG
　b. 低张力颏EMG
　c. 快速眼动

B. R期睡眠持续判读规则：

对于符合上述A项判读规则的一帧或多帧R期，其后连续数帧无快速眼动，此时如果EEG持续显示为低波幅混合频率活动，没有K复合波或睡眠梭形波，并且颏肌电张力仍低，判读为R期（图3）。

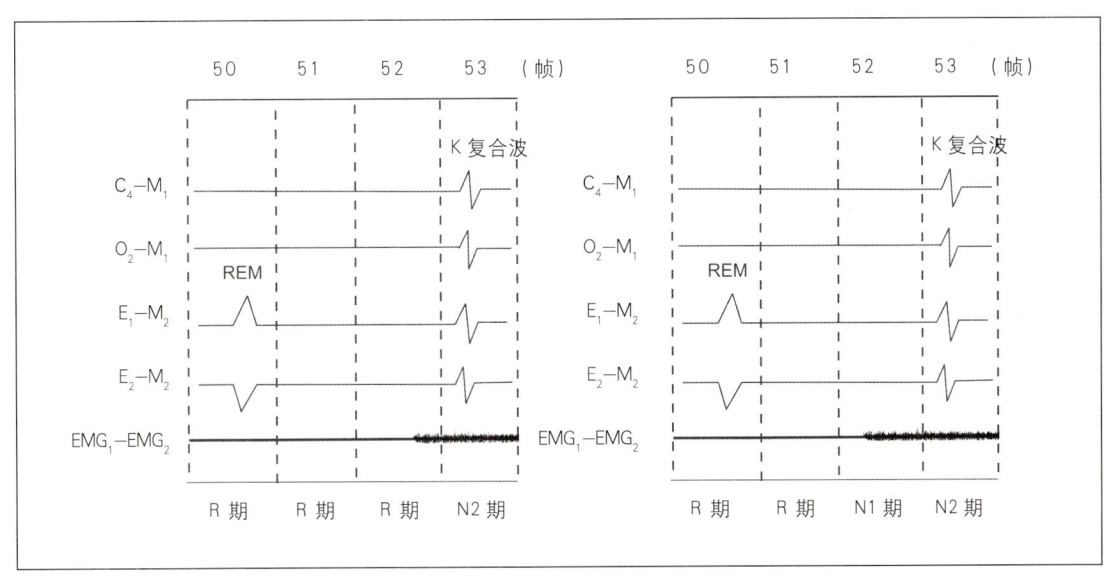

图3

C. R 期睡眠终止判读规则：

（1）发生下列一项或一项以上时判读为 R 期终止：

a. 转为 W 期或 N3 期

b. 颏肌电张力增加高于 R 期水平，并且符合 N1 期标准（图4）

c. 觉醒后出现低波幅混合频率 EEG 和缓慢眼动（判读为 N1 期，如果无缓慢眼动并且颏肌电仍低则继续判读为 R 期）(图5)

d. 大体动后出现缓慢眼动和低波幅混合频率 EEG，没有非觉醒相关性的 K 复合波或睡眠梭形波（大体动随后帧判读为 N1 期，如果无缓慢眼动并且颏肌电仍低，持续判读为 R 期。含大体动记录帧判读标准见 "8. 大体动"部分)(图6)

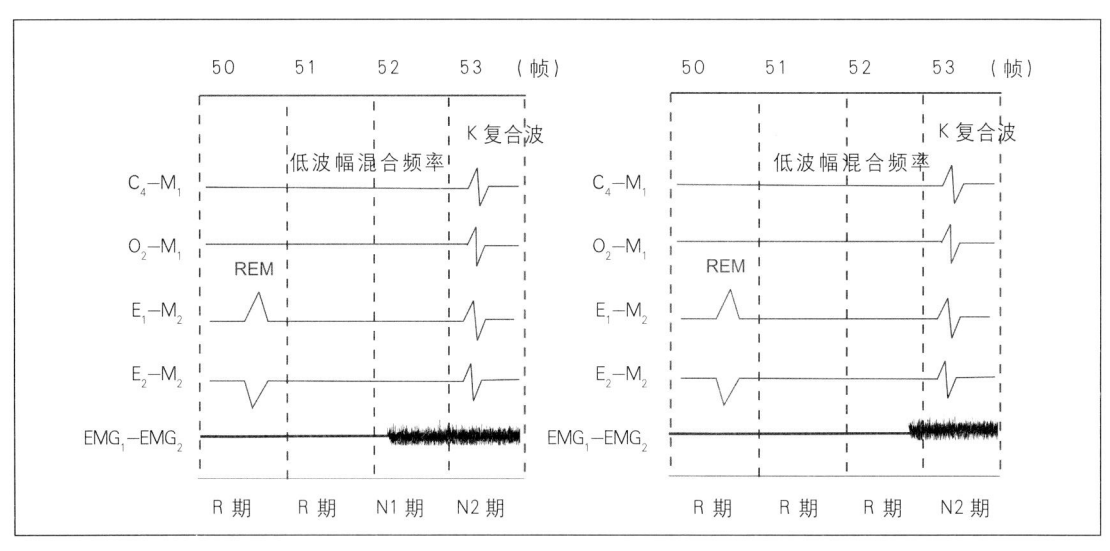

e. 一或多个非觉醒相关性的 K 复合波或睡眠梭形波，呈现在没有快速眼动记录帧的前半部分，即使颏肌电张力仍低也判读为 N2 期（图7）

图4

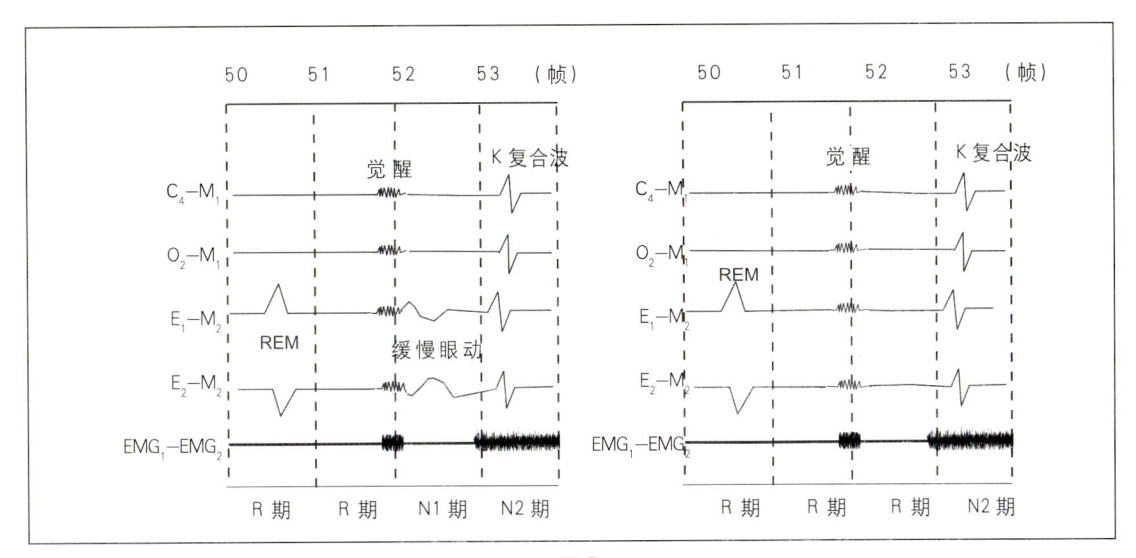

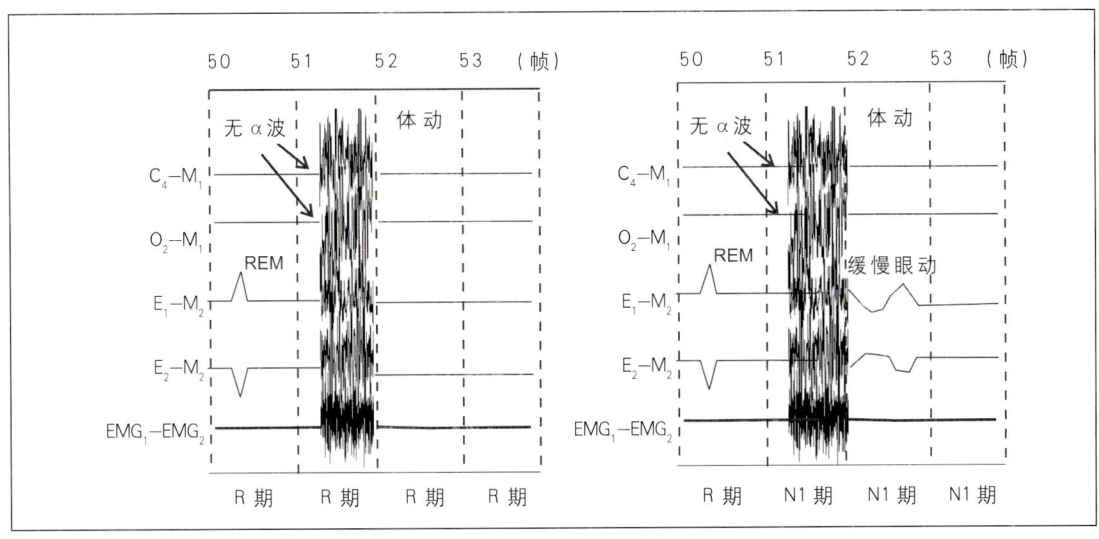

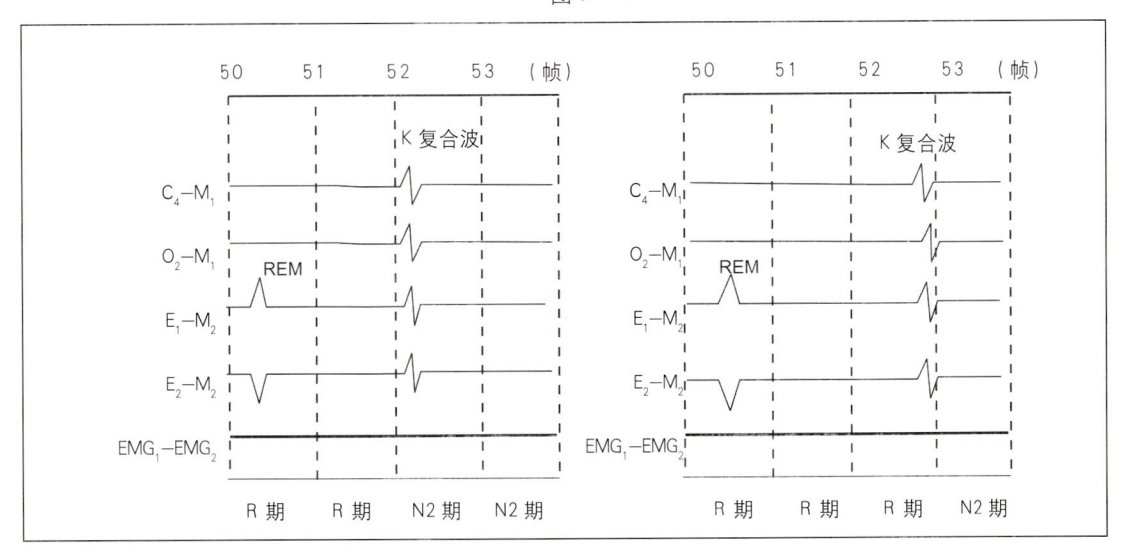

图5

图6

图7

美国睡眠医学会睡眠及其相关事件判读手册（2007）

D. N2期和R期间转化判读规则：

（1）N2期和R期间连续数帧记录中，若某一帧的前半部颏EMG明显减低达到R期水平，并满足下列所有条件，即使无快速眼动，也判读此帧为R期(图8)：
   a. 无非觉醒相关性K复合波
   b. 无睡眠梭形波

（2）N2期和R期间连续数帧记录中，若某一帧的前半部颏EMG明显减低达到R期水平，同时满足下列所有条件，判读为N2期（图9A）：
   a. 存在非觉醒相关性K复合波或睡眠梭形波
   b. 无快速眼动

（3）N2期和R期间连续数帧记录中，如果颏肌电已在N2期下降到最低点并且在随后的记录帧中没有进一步下降，若满足下列所有条件，即使无快速眼动，也判读为R期（图9B）：
   a. 无非觉醒相关性K复合波
   b. 无睡眠梭形波

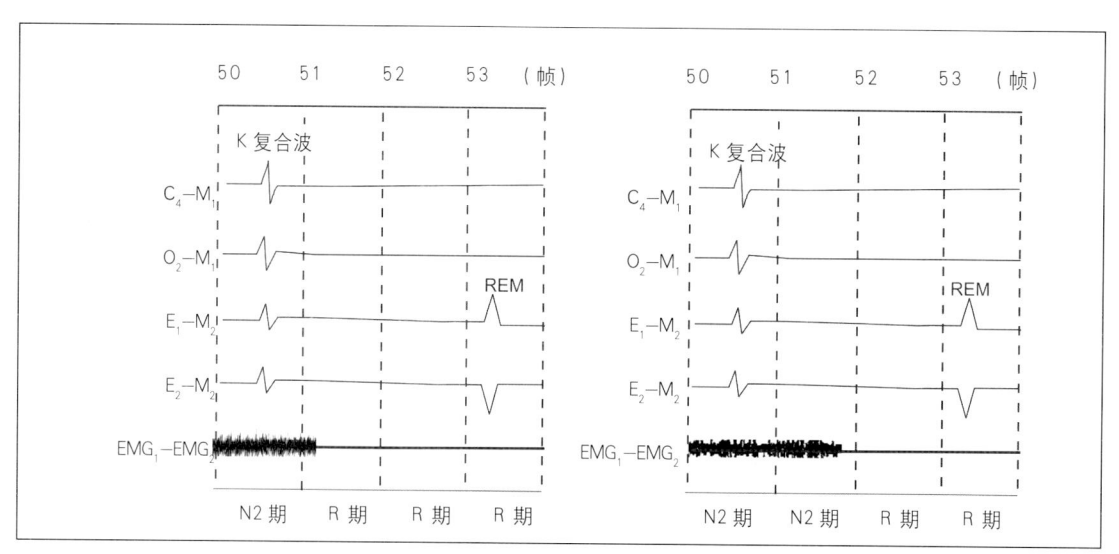

图8

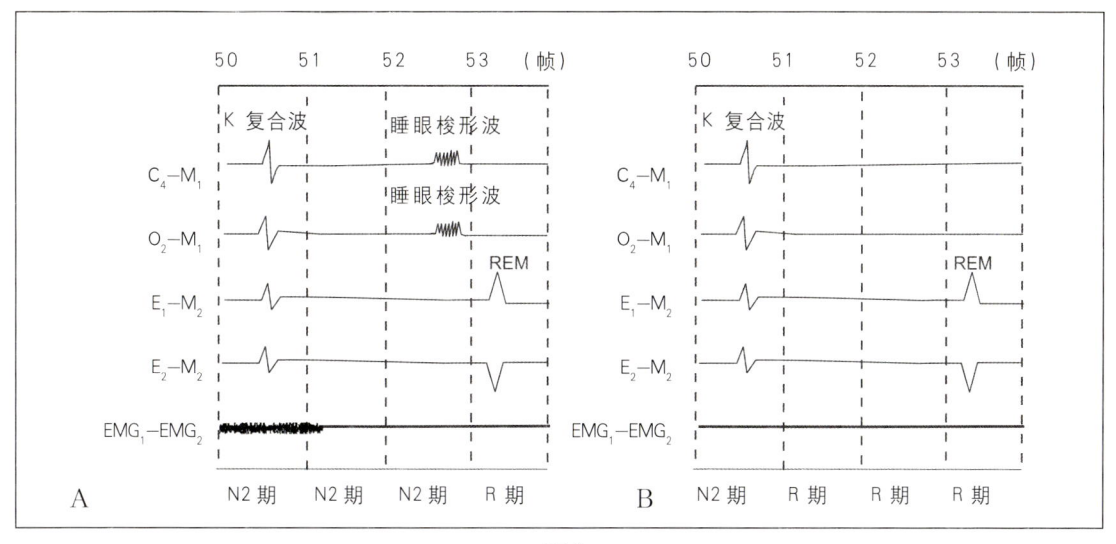

图9

说明：

1. R 期所见的低波幅混合频率与 N1 期相似，某些人 R 期的 α 波较 N1 期明显，但通常较 W 期慢 1~2Hz。

2. 当确定 R 期困难时，下列现象强烈支持判读为 R 期：

a. 锯齿波

b. 短暂的肌电活动（锯齿波和短暂肌电活动可能出现但并不是判读 R 期的必要条件）

3. 有时，特别是夜间第一个 REM 睡眠期，K 复合波或睡眠梭形波可能散在于酷似 R 睡眠期记录帧，依据上述规则，含快速眼动帧应判读为 R 期；如果无快速眼动，呈现 K 复合波或睡眠梭形波帧，即使颏肌电张力仍低，也应判读为 N2 期。

8. 大体动（major body movements）　　　　　　　　　　　　　　　　　　　　　　　　　　　　　[推荐]

定义
大体动：身体运动和肌电干扰占据 EEG 记录一帧的 50% 以上，使该帧 EEG 难以判读睡眠分期。

规则

大体动的判读规则如下：

A. 如果此记录帧部分含有 α 节律（即使 <15s），判读为 W 期。

B. 如果不存在可辨的 α 节律，但大体动帧之前或随后记录帧可判读为 W 期，则该帧也判读为 W 期。

C. 其他情况下，此帧睡眠分期判读与其随后一帧相同。

儿童睡眠人工判读规则

1．儿童判读规则所适用年龄 [推荐]

A．儿童睡眠判读规则适用于出生后 2 个月及其以上儿童的睡眠和清醒期判读。

说明：
1．小于 2 个月的儿童，参考儿童专家组的文献综述。
2．儿童的人工判读规则没有规定明确的年龄上限，请参考儿童专家组文献综述。

2．睡眠分期术语 [推荐]

A．下列术语用于 2 个月及其以上儿童睡眠判读：

（1）W 期——清醒期（Wakefulness）
（2）N1 期——非快速眼动 1 期（NREM1）
（3）N2 期——非快速眼动 2 期（NREM2）
（4）N3 期——非快速眼动 3 期（NREM3）
（5）N 期——非快速眼动期（NREM）
（6）R 期——快速眼动期（REM）

3．技术考虑

参见成人睡眠判读规则和数字 PSG 部分，特别之处说明如下。

说明：
1．成人 EEG、EOG 和颏 EMG 电极适用于儿童和婴儿，但由于婴儿和儿童头型较小，所以颏 EMG 电极间距离通常需从 2cm 减少到 1cm；EOG 电极距眼的距离需从 1cm 减少到 0.5cm。
2．初始 EEG 灵敏度 7μV/mm(纵向刻度)对于常规 PSG 记录是合适的，但对于婴儿和较小的儿童常需调整到 10 μV/mm 或 15μV/mm。如果使用灵敏度为 10 μV/mm 或 15μV/mm，为了显示和识别低波高频率图形（包括睡眠梭形波），对这部分睡眠记录应采用 7μV/mm 进行阅读。

4．睡眠分期判读 [推荐]

由于婴儿睡眠变化较大，因此存在下列 4 种可能：

A．如果全部 NREM 睡眠记录帧没有可识别的睡眠梭形波、K 复合波或 0.5～2.0Hz 的高振幅慢波活动，判读所有 NREM 睡眠记录帧为 N 期。

B. 如果某些NREM睡眠记录帧含有睡眠梭形波或K复合波，这些帧判读为N2期。其余的NREM睡眠记录帧，如果慢波活动小于记录帧的20%，判读为N期。

C. 如NREM睡眠记录帧慢波活动大于20%，判读为N3期。其余的记录帧，如果不存在K复合波或睡眠梭形波，判读为N期。

D. 如果NREM发育完全，即一些记录帧含有睡眠梭形波或K复合波，另外一些帧含有大量的慢波活动，此时也可像较大儿童或成年人一样，将这些婴儿的NREM睡眠判读为N1、N2或N3期。

说明：
1. 睡眠梭形波通常出现在出生后2~3个月或稍大的婴儿NREM睡眠期。
2. K复合波通常出现在出生后4~6个月或稍大的婴儿NREM睡眠期。
3. 慢波活动（≥75μV，0.5~2.0Hz，典型出现在额区）通常见于出生后4~5个月龄期。
4. 绝大部分出生后5~6个月龄或稍大婴儿，偶尔见于出生后4~4.5个月龄婴儿，NREM睡眠可判读为N1、N2或N3期。
5. 与EEG无关事件对出生后6个月龄或稍小婴儿NREM睡眠和REM睡眠的识别非常有帮助。这些事件发生在REM期的有：呼吸不规则，颏肌电强度减弱，短暂肌电活动(transiat muscle acting)和快速眼动；发生在NREM期的包括：规则的呼吸，无或罕见的垂直眼动以及颏肌电活动。

5. 清醒期 [推荐]

> **定义**
>
> α节律：闭眼状态下在枕区记录到的一连串8~13Hz正弦波，为反应性(reactive)(睁眼时减弱)。
> 眨眼：清醒期睁眼或闭眼时记录到的0.5~2.0Hz共轭垂直眼动波。
> 阅读眼动：儿童阅读或扫视周围环境时，记录到的序列共轭眼动，特征是初始为慢相眼动而紧随其后的为方向相反的快相眼动。
> 快速眼动：共轭、不规则、波峰陡峭的眼运动波，初始偏转达峰时间通常<500ms；快速眼动为R期睡眠的特征，也见于清醒状态睁眼扫视周围环境时。
> 优势后部节律(dominant posterior rhythm, DPR)：清醒放松状态闭目时，在枕区记录到的反应性优势EEG节律，婴儿或幼儿时期较慢，睁眼或注意力集中时减弱。最早见于出生后3~4月龄时，频率为3.5~4.5Hz；5~6月龄时，频率为5~6Hz；3岁时，频率为7.5~9.5Hz；波幅通常>50μV。

规则   [推荐]

A．在儿童，为了判读清醒期和NREM睡眠期，用优势后部节律(dominant posterior rhythm)替代α节律这个术语。

B．枕区反应性α节律或与年龄相适应的优势后部节律占一帧的50％以上时，这些记录帧判读为W期。

C．如果没有可识别的反应性α节律或与年龄相适应的优势后部节律，若满足下列条件之一时，也判读为W期：

(1) 频率为0.5~2.0Hz的眨眼。
(2) 阅读性眼动。
(3) 不规则共轭快速眼动伴以正常或较高的颏肌电活动。

说明：
1．成人枕区导联的优势后部节律振幅小于50μV，频率8.5~13Hz，是对睁眼的反应。儿童枕区导联的优势后部节律频率和振幅随年龄而变化。
a．婴儿出生后3~4月龄之前，枕区头皮只能记录到缓慢不规则潜在电位变化(potential change)。
b．绝大多数(75%)婴儿3~4月龄时，枕区有不规则的50~100μV，3.5~4.5Hz脑电活动，此为反应性(即睁眼时阻滞或减弱，而被动闭眼时再现)。
c．至5~6月龄，许多儿童枕区有50~110μV，5~6Hz 脑电活动，12月龄时仍有70%的正常儿童存在这种节律活动。
d．3岁时，82%正常儿童枕区脑电频率平均大于8Hz（范围7.5~9.5Hz）。
e．65%的9岁儿童α波频率平均在9Hz，到15岁时65%的儿童α波频率增加到10Hz。
f．儿童优势后部节律平均振幅为50~60μV，9%的儿童>100μV（特别是6~9岁年龄段），儿童α波振幅<30μV罕见。
2．儿童阅读眼动波的最高振幅和最陡峭部分，通常在枕区导联记录为表面负向波(surface-negative)，典型的持续150~250ms，振幅高达65μV。
3．伴随眨眼的枕部顶尖波典型的为<200μV的单个单相或双相波，枕区导联可记录到，通常持续200~400ms，发生在眨眼或眼动后100~500ms。儿童枕部顶尖波的初始部分为表面正相波(surface-positive)，随后表面负相波的上升支陡峭，下降支不如上升支陡峭。
4．在婴儿和儿童优势后节律典型地含有混杂EEG慢波节律包括：
a．青春期后部慢波(posterior slow waves of youth, PSW)，间断呈现，双侧但常为非对称性2.5~4.5Hz 慢波，与优势后部节律融合或叠加其上，通常波幅小于优势后部节律的120%，睁眼时阻滞，思睡和睡眠时消失。PSW在小于2岁的儿童不常见，在8~14岁最明显，21岁后不常见。
b．不规律或半节律枕部慢波(random or semi-rhythmic occipital slowing)：<100μV，2.5~4.5Hz节律或节律不等的活动，持续时间<3s；为1~15岁儿童期EEG正常所见，5~7岁时特别明显；随着年龄的增长混杂慢波的数量减少但频率增加。
5．自发性闭眼为婴儿思睡信号。

> **定义**
> 缓慢眼动：共轭、相对规律、正弦眼动波，初始达峰时间通常>500ms。
> 低波幅混合频率活动：优势频率4~7Hz的低波幅脑电活动。
> 顶尖波：波形陡峭，持续时间<0.5s，中央区明显，突显于背景脑电活动之中。
> 睡眠起始：是指判读为非W期的任何睡眠期第一帧的起始。
> 节律性前θ活动(RAT)：连续5~7Hz θ节律活动，额或额中央区最明显。
> 睡前超同步化(HH)：阵发或分散连续出现的高波幅，正弦波波幅75~350μV，频率3~4.5Hz，突然开始，广泛分布，通常在中央区、额区或额中央区最明显。

6. N1期

规则

A. 产生优势后节律者，如果后节律减弱或被低波混幅合频率取代大于一帧的50%，判读为N1期。

B. 不产生优势后部节律者，开始出现下列任一现象时，即判读为N1期：

(1) 较W期背景频率减慢≥1~2Hz的4~7Hz脑电活动
(2) 缓慢眼动
(3) 顶尖波
(4) 节律性前θ活动(Rhythmic anterior theta activity, RAT)
(5) 睡前超同步化(Hypnagogic hypersynchrony, HH)
(6) 弥散或枕部优势高波幅节律性3~5Hz活动

说明：

1. 出生至6~8月龄婴儿思睡的特点是逐渐显现的弥散高波幅(通常为75~200μV)3~5HZ活动，典型的较清醒背景脑电波幅更高、更弥散并且慢1~2Hz。
2. 8个月~3岁儿童思睡的特点是分散或突发节律性或半节律性双同（bisynchronous）步75~200μV，3~4Hz脑电活动，通常枕区最大；和（或）较高振幅（>200μV）4~6Hz θ活动，额中央区或中央区最大。
3. 自3岁起，睡眠起始特点通常是比优势后节律频率慢1~2Hz和（或）优势后节律变为弥散分布，然后逐渐为相对低波幅混合频率EEG活动取代。
4. 绝大多数人，睡眠起始于N1期的第一帧，但是在3个月以下的婴儿通常起始于R期。
5. 节律性前θ活动为连续中度振幅5~7Hz θ脑电活动，少年或青年人思睡时在额区常常可监测到，最早可能出现在5岁左右。
6. 顶尖波为单相陡峭负向波，中央区最明显，持续<0.5s，(通常<200ms)，可突然发生或连续出现，最常见向N1期睡眠转化时，但也可出现在N1或N2期睡眠。到出生后6个月龄，中央区可见少量宽顶尖波，但与较大儿童和成人典型顶尖波相似的顶尖波在出生后16月龄才呈现。
7. 睡前超同步（HH）是思睡和N1期睡眠的特征性EEG，其特点为突然发生的连续或分散爆发性双同步（burses of diffuse bisynchronous）5~350μV，3~4.5Hz波形，在中央区、额区或额中央区（frontocentral region）或其他导联记录的波幅最大。睡前超同步一般随着N期睡眠的深度增加而消失。睡前超同步脑电见于30%出生后3月龄婴儿，95% 6~8月龄正常儿童，4~5岁后少见，11岁健康儿童只有10%出现，12岁以后罕见。

7. N2 期

同成人人工判读规则Ⅳ.5 部分。

说明：
1. 睡眠梭形波通常最早见于出生后 4～6 周龄婴儿，短暂发生的少量低波幅 12～14Hz 正弦波，顶区最明显，8～9 周龄时波形成熟并见于所有正常婴儿。
2. 80%<13 岁儿童，睡眠梭形波有 2 个独立的头皮定位区和频率范围：10.0～12.75Hz 位于额区；12.5～14.75Hz 在中央区或顶中央区 (centroparietal region) 最明显。
3. 幼儿额区睡眠梭形波较顶中央区睡眠梭形波明显，但在 13 岁 EEG 能量和呈现度(power and presence)突然减小，而顶中央区睡眠梭形波呈现度和位置保持不变。
4. K 复合波通常出现在出生后 5～6 月龄期，额前区 (pre-frontal region) 和额区最明显，与成人相同。定义见第Ⅳ部分。

8. N3 期

同成人人工判读规则Ⅳ.6 部分。

说明：儿童的慢波活动 (slow wave activity, SWA) 通常为 100～400 μV，0.5～2.0Hz。以头皮额区 (frontal scalp regions)推荐导联 (F4，FZ) 最明显，初现于出生后 2 月龄，出生后大约 3～4.5 月龄更常见。

9. R 期

同成人人工判读规则Ⅳ.7 部分。

说明：婴儿或儿童 R 期持续低波混合频率 EEG 活动与成人相似，但优势频率随着年龄的增加而增加：出生后 7 周接近 3Hz；5 个月时 4～5Hz，伴有突发锯齿波幅；9 个月时 4～6Hz；1～5 岁可见连续或突发顿挫 (burses of notched) 的 5～7Hz θ 波。5～10 岁与成人低波幅混合频率活动相似。

Ⅴ 觉醒规则

1. 觉醒判读 [推荐]

A. 在N1、N2、N3 或 R 期睡眠 如果出现突发 EEG 频率转换，包括α、θ和（或）大于16Hz 频率（但不是睡眠梭形波），持续至少3s 的脑电波，并且此前至少有10s 稳定的睡眠，判读为觉醒。在REM 期判读为觉醒需要同时存在持续至少1s 的颏肌电波幅增加。

说明：
1. 觉醒需要根据枕区和中央区导联记录到的信息综合判读。
2. 通过呼吸事件和（或）附加的EEG 导联所获得的信息有助于提高觉醒判读的准确性。不过觉醒不能仅凭这些信息判读，也不能凭此修订觉醒的判读规则。

VI 心脏规则

1. 技术规范　　　　　　　　　　　　　　　　　　　　　　　　　　　　　　　　　　　　　［推荐］

A. 推荐采用心电图单一改良 II 导联躯干电极描记。

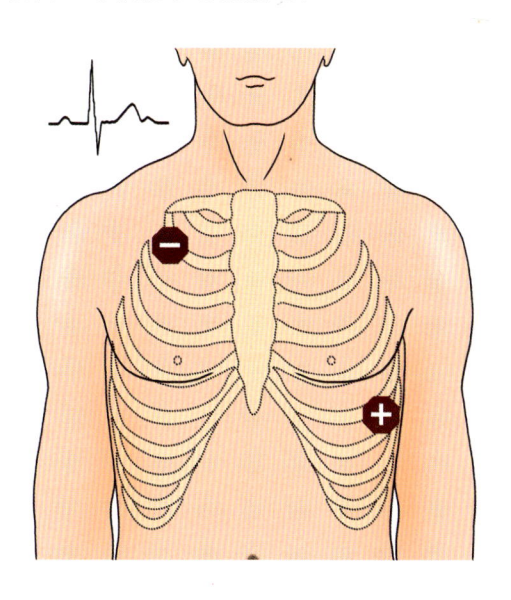

说明：
1. 如果临床需要，可在专业人员指导下另加导联。
2. 放大记录图形有助于心律失常的判断。
3. 经典 II 导联电极放置为右上肢和左下肢，也可放置在躯干，采用右肩和左髋部并联的放置方法。
4. 为减少干扰，使用标准 ECG 电极优于使用 EEG 电极。

2. 判读规则　　　　　　　　　　　　　　　　　　　　　　　　　　　　　　　　　　　　　［推荐］

A. 成人睡眠期间窦性心律，心率持续大于 90 次/min，判读为窦性心动过速。

B. 6 岁至成人睡眠期间窦性心律，心率持续小于 40 次/min，判读为心动过缓。

C. 6 岁至成人心跳停顿大于 3s，判读为心脏暂停。

D. 至少连续 3 次心跳，QRS 波宽大于或等于 120ms，心率大于 100 次/min，判读为宽复合波性心动过速(wide complex tachycardia)。

E. 至少连续 3 次心跳，QRS 波宽小于 120ms，心率大于 100 次/min，判读为窄复合波性心动过速(narrow complex tachycardia)。

F．心室节律绝对不整，正常 P 波被快速，形态、大小和时间间隔不等的颤动波所取代，判读为心房纤颤。

说明：

1．如果导联信号质量能确保准确判读，有意义的心律失常如心脏传导阻滞，应予以报告。

2．如果认为有临床意义的异位心律应报告。

3．儿童窦性心律的频率随着年龄的变化而变化，幼儿的心率较成人快。儿童典型的窦性心律的频率参见心脏专家组文献综述。

Ⅶ.运动规则

1. 睡眠周期性肢体运动（PLMS）的判读　　　　　　　　　　　　　　　　　　　　　［推荐］

A. 有意义的腿动事件（LM）定义规则：

（1）LM 事件的持续时间最短 0.5s。
（2）LM 事件的持续时间最长 10s。
（3）LM 事件 EMG 振幅较静息状态 EMG 增加最小 8 μV 以上。
（4）LM 事件起始时点定义为肌电振幅较静息状态增加 8 μV 点处。
（5）LM 事件结束时点定义为事件持续最短 0.5s，EMG 振幅与静息状态 EMG 比较不超 2 μV 的起点处。

B. 周期性腿动（PLM）系列定义规则：

（1）LM 事件至少连续出现 4 次才能定义为 PLM。
（2）LM 事件之间最短周期长度（连续相邻两次 LM 事件起始点之间所占时间），包括 LM 事件在内为 5s。
（3）LM 事件之间最大间隔（连续相邻两次 LM 事件起始点之间所占时间），包括 LM 事件在内为 90s。
（4）左、右两腿上的腿动事件，起始点间相隔小于 5s，计为单次腿动。

说明：
1. 发生在某次呼吸暂停或低通气事件前、后 0.5s 期间的腿动，不应判读为 LM 事件。
2. 对于毗邻的觉醒和 PLM 事件，当一个事件的结束与另一事件的开始之间小于 0.5s 时，不管哪个在先，应当认为是彼此相关事件。
3. 表面电极应沿肌肉中段长轴对称放置，电极间距 2~3cm，或胫骨前肌 1/3 的长度外，而不论肌肉多短。为了呈现腿部运动，应监测双下肢。强烈推荐分置通道。尽管两腿电极合并成单一记录通道可能满足某些临床需要，但必须指出其可能遗漏监测到的 LM 次数。如果临床需要也可监测上肢运动。
4. 上述 "A" 规则是通过测量胫前肌 EMG 高于静息基线状态的绝对微伏量定义有意义的腿动事件。静息状态是指完全放松状态稳定的胫前肌 EMG，此时绝对脉冲信号不应大于 +10 μV，即正和负偏转间（±5 μV）或矫正脉冲信号为 +5μV。
5. 应避免采用 60Hz（notch）滤波，阻抗应小于 10 000 Ω，最好小于 5 000 Ω，但通常很难获得，灵敏度最好限定在 −100 μV 和 100 μV（上限／下限）。

2. 交替性腿部肌肉活动（ALMA）的判读　　　　　　　　　　　　　　　　　　　[选择]

A. ALMA 定义规则：

（1）无相关性、交替爆发性的腿部肌肉活动，最少连续出现4次才能判读为ALMA。
（2）ALMA 交替 EMG 爆发的最低频率为 0.5Hz。
（3）ALMA 交替 EMG 爆发的最高频率为 3.0Hz。

说明：
1. ALMA 在两腿之间交替出现。
2. ALMA 持续时间通常为 100~500ms。
3. 当还没有报告其临床后果时，ALMA 可能仅仅是与特征性肌电有关的某种良性运动现象。

3. 睡前足震颤（HFT）判读　　　　　　　　　　　　　　　　　　　　　　　　[选择]

A. HFT 定义规则：

（1）成串爆发 HFT，最少连续爆发 4 次。
（2）HFT 爆发时，EMG 的最低频率 0.3Hz。
（3）HFT 爆发时，EMG 的最高频率为 4.0Hz。

说明：
1. 睡前足震颤通常持续 250~1 000ms。
2. 当还有没有报告其临床后果时，HFT 可能仅仅为与特征性肌电相关的良性运动现象。

4. 多发片段肌阵挛（EFM）的判读　　　　　　　　　　　　　　　　　　　　[选择]

A. EFM 定义规则：

（1）通常片段肌阵挛 EMG 爆发持续时间最长为 150ms。
（2）必须记录到至少 20min 伴有 EFM 的 NREM 期睡眠。
（3）每分钟至少应记录到 5 个 EMG 电位。

说明：
1. 当没有报告其临床后果时，EFM 可能仅仅是与特征性 EMG 相关的良性运动现象。
2. 在多数情况下不存在可见的运动，也见不到明显的跨关节痉挛样抽动（jerk-like movements）。当有跨关节微小运动时，这种运动类似在正常人的 REM 睡眠期所看到的手指、足趾和口角间歇抽搐样运动（twitch-like movements）。
3. 某些情况下有可见运动存在时，EMG 爆发持续时间可>150ms。

5. 夜间磨牙症的判读 [推荐]

A. 夜间磨牙症定义规则：

（1）夜间磨牙症可为短暂（时相性）或持续性（紧张性）颏EMG活动增强，其振幅最低应为背景EMG的2倍。

（2）短暂的颏EMG活动增高持续0.25～2s，并且至少规律的出现3次可判读为夜间磨牙症。

（3）颏EMG活动持续增高大于2s，可判读为夜间磨牙症。

（4）每判读一次新发夜间磨牙症，其前必须存在一段至少3s稳定的背景颏EMG。

（5）采用音频装置与PSG结合，在除外癫痫的情况下，整夜PSG监测记录到至少2次牙齿锉磨声，就可肯定地判断为夜间磨牙症。

说明：

1. 睡眠期下颌收缩频繁发生有两种形式：①持续（紧张性）下颌僵直收缩；或②系列短暂重复（时相性）收缩，又称为节律性咀嚼肌活动（rhythmic masticatory muscle activity，RMMA）。

2. 除如Ⅳ. 成人人工判读规则. 1. C 所推荐颏肌电电极放置外，也可根据研究者或临床需要添加咬肌肌电电极。

6. REM 睡眠行为异常（RBD）PSG特征判读 [推荐]

定义

REM睡眠期持续肌电活动（紧张性活动）：一帧REM睡眠记录中，至少50%以上时间记录到颏肌电振幅高于NREM睡眠期最小振幅。

REM睡眠期多发短暂肌电活动（时相性活动）：30s REM睡眠纪录帧中，分成10个3s小帧，至少5个小帧（50%）含有爆发的短暂肌电活动。RBD多发短暂肌电活动爆发持续时间为0.1～5.0s，振幅至少为基础肌电波幅的4倍。

规则

（1）RBD多导睡眠图特征包括下列1项或2项：

a. REM睡眠期存在持续颏EMG活动。

b. REM睡眠期存在多发短暂颏或肢体EMG活动。

说明：

1. REM期不出现肌张力弛缓(atonia)或多发短暂肌电活动，除多导睡眠图证据外，必须采用与视频PSG同步的音频记录或结合某项特征性临床病史才能确诊RBD。

2. REM睡眠期，短暂的肌电活动和偶发可见的小群肌肉颤搐是正常现象（见Ⅳ. 成人人工判读规则. 7）。当累及较大肌群时，这种活动不一定与大而明显的跨大关节的肌肉活动有关。小群肌肉受累时，活动通常累及双手末梢肌群和面部或嘴角肌群。RBD时 短暂肌肉活动过度增多。

3. REM睡眠期所见持续肌电活动或多发短暂肌电活动，可能被叠加的RBD行为（通常是扮演梦境角色）所中断。

4. 正常人REM睡眠期，颏和胫骨前肌EMG可呈现肌张力弛缓状态。此时，EMG信号基线幅度明显减低。RBD时，REM睡眠这种张力弛缓明显缺失，频率多变，结果肌电基线幅度通常较高。这种情况下，EMG是紧张而不是弛缓状态。

7. 节律性运动异常PSG特征判读 [推荐]

A. 下列规则用于定义节律性运动异常时多导睡眠图特征：

（1）判读节律性运动的最低频率为0.5Hz。
（2）判读节律性运动的最高频率为2.0Hz。
（3）构成丛集性节律运动需最少4次独立的运动。
（4）一次节律性运动爆发波幅最小应为背景EMG活动的2倍。

说明：
1. 累及较大肌群电活动，应用双极表面电极记录。
2. 确诊节律性运动异常，除满足PSG标准外，还必须采用与PSG实时同步的视频记录。

VIII 呼吸规则

成人呼吸规则

1. 技术方面的考虑 [推荐]

A. 用于识别呼吸暂停，监测气流缺失的传感器采用口鼻热敏传感器。

B. 用于识别低通气，监测气流的传感器采用鼻气流压力传感器，可用或不用信号平方根转换。

C. 监测呼吸努力的传感器用食道压力测量，或者用校准或没校准的电感体积描记法。

D. 血氧监测传感器用脉搏血氧饱和度仪，脉搏血氧饱和度仪平均采样时间最长为3s。

说明：
1. 推荐传感器的信号不可信时，须用替代传感器。
2. 热敏传感器信号不可信时，监测气流缺失，识别呼吸暂停，用鼻气流压力传感器替代。
3. 监测呼吸努力的替代传感器用膈肌或肋间肌EMG。
4. 当鼻压力信号失灵时，判读低通气的替代传感器用包括校准或未校准的电感体积描记仪或口鼻热敏传感器。
5. 小偏倚（small bias），即在推荐用于判读低通气流量阈值（≤50%基线）水平报告低通气事件较多，可用平方根转换校正。

2. 事件持续时间判读规则 [推荐]

A. 判读呼吸暂停或低通气事件，测量事件所持续的时间，是从第一个波幅明显下降呼吸曲线的最低点起到波幅接近基线呼吸的第一个呼吸曲线始点止这一段时间（参见图1、2水平大括号所示）。

B. 基线呼吸波幅确定困难（即呼吸幅度变异较大）时，也可根据呼吸幅度明显稳定增加，或在已经出现血氧饱和度减低的基础上事件相关的血氧饱和度增加至少2%，判读为事件终止。

3. 呼吸暂停判读 [推荐]

A. 满足下列所有标准时判读为一次呼吸暂停（图1）：

（1）热敏传感器所检测到的呼吸气流曲线峰值下降≥90%基线值。
（2）事件持续时间至少10s（参见上述"2.事件持续时间规则"）。
（3）至少90%事件持续期间内，呼吸气流波幅降低符合呼吸暂停标准。

B．基于吸气努力的成人呼吸暂停分类：

（1）事件符合呼吸暂停标准，整个呼吸气流缺失期间存在相关的持续或增强的吸气努力，判读为阻塞型呼吸暂停。

（2）事件符合呼吸暂停标准，整个呼吸气流缺失期间不存在相关的吸气努力，判读为中枢型呼吸暂停。

（3）事件符合呼吸暂停标准，事件开始部分没有与之相关的吸气努力，但事件后部分出现相关的吸气努力，判读为混合型呼吸暂停。

说明：

1．判别呼吸暂停不需要最小血氧饱和度降低标准。

2．呼吸暂停长度确定标准参见"2.事件持续时间规则"。

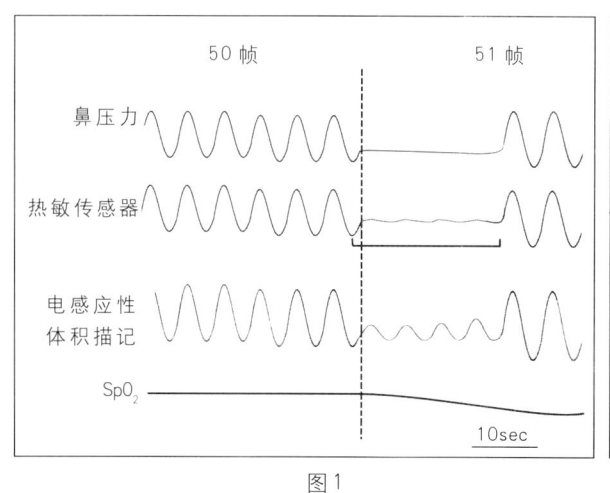

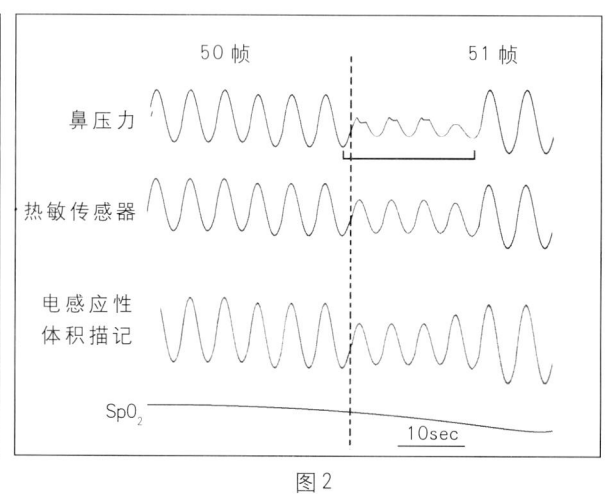

图1

图2

4．低通气（Hypopnea）规则

A．满足下列全部标准判读为一次低通气（图2）：　　　　　　　　　　　　　　　　　　　　[推荐]

（1）鼻压力信号幅度（或替代低通气传感器信号幅度）下降≥30%基线值。
（2）一次下降持续时间至少10s。
（3）血氧饱和度较事件前基线值下降≥4%。
（4）至少90%事件持续期间内，呼吸波幅减低必须符合低通气标准。

B．满足下列全部标准判读为一次低通气：　　　　　　　　　　　　　　　　　　　　　　　　[替代]

（1）鼻压力信号（或替代低通气传感器信号）下降≥50%基线值。
（2）一次下降持续时间至少10s。
（3）血氧饱和度较基线值下降≥3%，或事件与觉醒有关。
（4）至少90%事件持续期间内，呼吸波幅下降必须符合低通气标准。

说明：
1. 所采用的低通气定义（Ⅷ.4.A或Ⅷ.4.B）应在PSG监测报告中说明。
2. 没有采用定量评价通气努力的方法（食道压力测定、校准的呼吸电感应性体积描记议或膈肌／肋间肌EMG），不能报告低通气分类：阻塞型、中枢型或混合型。

5. 呼吸努力相关觉醒（RERA）判读规则　　　　　　　　　　　　　　　　　　　　　　[选择]

A. 判读为1次RERA（图3）。

(1) 序列呼吸并没有达到呼吸暂停或低通气标准，如果持续至少10s并具备呼吸努力增加或鼻压力波形变扁平的特征，同时导致从睡眠中觉醒，可判读为呼吸努力相关觉醒。

说明：
1. 判读RERA时，虽然可用鼻压力或呼吸电感应性体积描记仪判读呼吸努力变化，但最理想的评价方法是测定食道压力。

6. 肺泡低通气(Hypoventilation)判读规则　　　　　　　　　　　　　　　　　　　　[选择]

A. 与清醒仰卧位状态比较，睡眠期间$PaCO_2$增加$\geq$10mmHg可判读为睡眠肺泡低通气。

说明：
1. 持续血氧饱和度减低不足以证明存在肺泡低通气。
2. 从睡眠中清醒时即刻$PaCO_2$升高提示存在睡眠肺泡低通气。
3. 目前还没有足够证据出台直接或替代测定$PaCO_2$传感器技术规范。呼气末或经皮CO_2检测，如果有实验室实践证实了其可信性和有效性，可作为$PaCO_2$的替代测定法。
4. 目前，尽管肺泡低通气持续时间足以满意解释所用传感器反应时间的结果和排除影响传感器伪差短暂变化，但出台肺泡低通气持续时间的技术规范证据还不足。

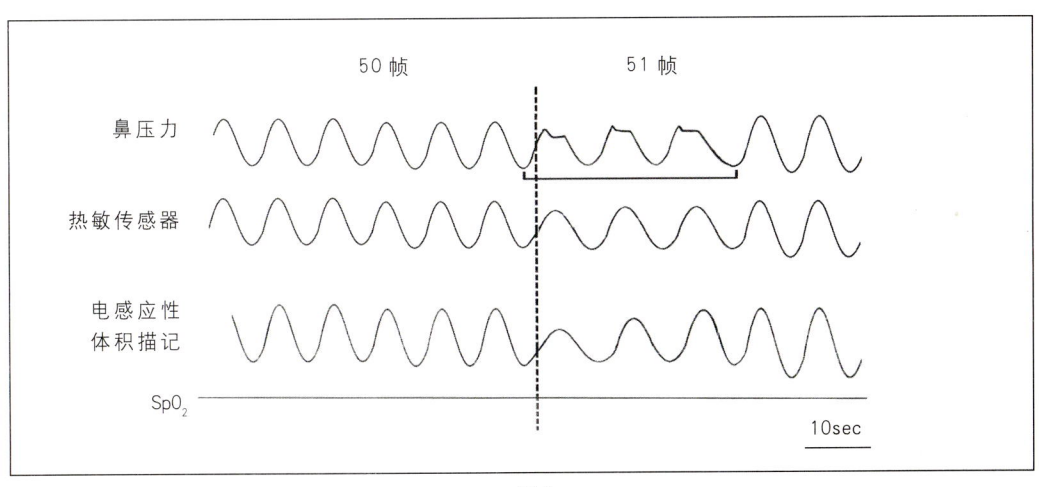

图3

7. 陈-施氏呼吸判读规则   [推荐]

A. 至少连续 3 个呼吸周期，呼吸幅度存在逐渐上升和逐渐下降变化（图 4），并且满足下列条件之一者，判读为陈-施氏呼吸：

（1）每小时睡眠时间中存在 5 次或以上中枢型呼吸暂停或低通气。
（2）周期性呼吸幅度逐渐上升和逐渐下降的变化连续出现至少 10min。

说明：陈-施氏呼吸周期变化长度，最常见是在 60s 范围内。

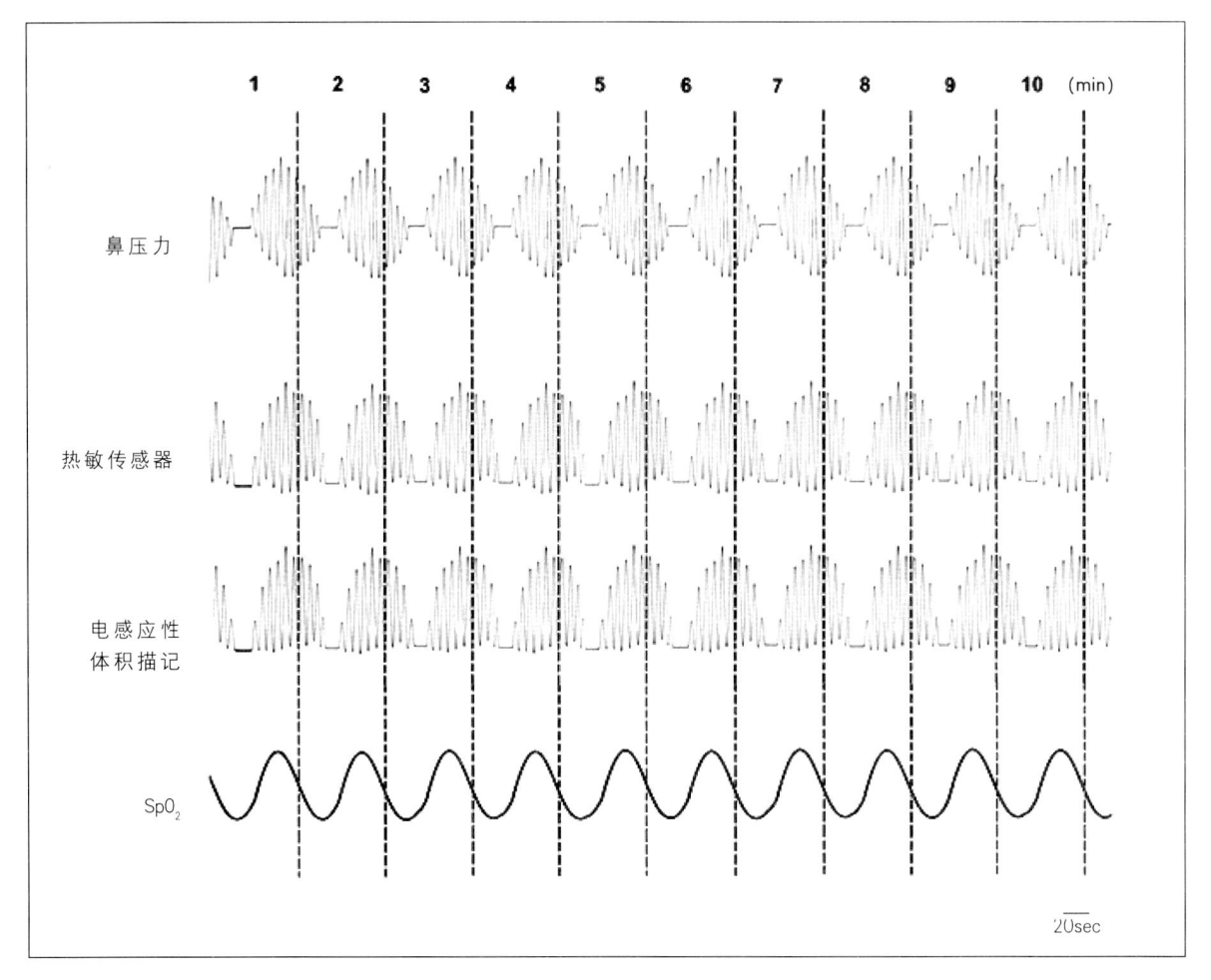

图 4

儿童呼吸规则

1. 技术方面的考虑 [推荐]

A. 判读呼吸暂停，监测气流缺失的传感器应用口鼻热敏传感器。

B. 判别低通气，气流监测采用没有信号平方根转换的鼻气流压力传感器。

C. 适于监测呼吸努力的传感器，用食道压力测定，或校正或未校正的电感应性体积描记仪。

D. 监测血氧用脉氧仪，脉氧仪平均采样时间最长为3s。

E. 评价肺泡低通气的方法可用经皮或呼气末PCO_2监测。

说明：
1. 推荐的传感器信号不可信时采用替代传感器。
2. 为了识别呼吸暂停监测气流缺失的替代信号用鼻气流压力传感器。
3. 识别呼吸暂停的替代信号用呼气末PCO_2和校正并叠加的电感应性体积描记仪。
4. 判别低通气监测气流所用替代传感器用口鼻热敏传感器。

2. 儿童判读规则适用年龄 [推荐]

A. 婴儿和儿童睡眠呼吸事件标准适用于年龄<18岁者，但个别睡眠专家可能选用成人标准判读≥13岁儿童的呼吸事件。

说明：
已发表了一些18岁及以下儿童使用儿童标准的研究报告，然而缺乏在少年人群，特别是在接近成人的儿童中使用成人和儿童标准的比较研究结果。经验观察表明成人的标准可用于年龄较大的儿童。

3. 呼吸暂停判读规则 [推荐]

A. 如满足下列所有标准，判读为阻塞型呼吸暂停。

（1）事件持续时间至少等于2次呼吸停止的时间长度（2次呼吸持续时间的标准，可参比基线呼吸波形确定）。
（2）与事件前的基线呼吸信号幅度比较，全部呼吸事件中≥90%的事件呼吸信号幅度下降>90%。
（3）整个呼吸气流减低期间伴随着持续或增强的吸气努力。
（4）呼吸暂停时间，是指从最后一次正常呼吸终点至呼吸幅度恢复到与事件前基线呼吸曲线相同的第1次呼吸的起点间的一段时间。

B．如果符合3.A.(1)和(2)，在事件的初始部分缺少吸气努力，在事件终止前吸气努力恢复，判读为混合型呼吸暂停。

C．整个事件中没有吸气努力，并且满足下列条件之一者判读为中枢型呼吸暂停：

（1）事件持续20s以上。
（2）事件至少持续2次呼吸停止的时间长度（2次呼吸的持续时间参比基线呼吸波形确定）并且伴有觉醒、清醒或血氧饱和度下降≥3%。

说明：
1．婴儿或儿童睡眠期间呼吸暂停不一定导致觉醒、清醒或记录到动脉血氧饱和度下降。
2．一次中枢型呼吸暂停，至少持续2次呼吸停止的时间长度（2次呼吸持续时间按基线呼吸波形确定）。但少于20s并且立即出现鼾声、叹息、呼吸事件或觉醒不能判读为中枢型呼吸暂停，除非是这次事件导致了觉醒、清醒或血氧饱和度下降≥3%。

4．儿童低通气判读规则　　　　　　　　　　　　　　　　　　　　　　　　　　　　　　　　[推荐]

A．满足下列所有标准判读为低通气：

（1）鼻压力或替代信号与事件前基线比较波幅下降≥50%。
（2）从最后一次正常呼吸波结束开始，事件持续至少2次呼吸停止的时间（2次呼吸持续时间按基线呼吸波形确定）。
（3）与事件前信号幅度比较，整个呼吸事件期间≥90%的呼吸事件鼻压力监测信号幅度下降。
（4）事件伴随觉醒、清醒或血氧饱和度下降≥3%

B．如果符合下列1或2项判读为呼吸努力相关性觉醒（RERA）事件：

（1）采用鼻压力传感器必须满足如下全部条件：
a．鼻压力传感器信号幅度明显下降，但与基线比下降幅度不到50%。
b．鼻压力波形扁平。
c．事件伴随鼾声，呼吸噪声，呼气末或经皮PCO_2升高，或可直接观测到呼吸努力增加的证据。
d．事件持续至少2个呼吸周期（2个呼吸周期时间按基线呼吸波形确定）

（2）采用食道压力传感器须满足下列所有条件：
a．事件期间吸气努力进行性增加。
b．事件伴随鼾声，呼吸噪声，呼气末或经皮检测PCO_2升高，或可观测到呼吸努力增加的证据。
c．事件持续至少2个呼吸周期（2个呼吸周期时间按基线呼吸波形确定）。

说明：
1. 婴儿和儿童鼻压力传感器滑脱或故障较成人常见，如果在记录期间发生这种情况，在保证信号质量的前提下，低通气可用热敏传感器记录，判读低通气标准与鼻压力传感器相同。
2. 没有满意的鼻压力或食道压力信号不能判读RERA（或气流限制事件）。
3. 在缺乏适当的呼吸努力评价方法（食道压力测量或校准的电感应性体积描记仪）时不对阻塞型、中枢型或混合型低通气进行分类。

5. 肺泡低通气规则 [推荐]

A. 采用经皮PCO_2和(或)呼气末CO_2传感器监测技术，整个睡眠期＞25％的时间CO_2监测值升高＞50mmHg，判读为睡眠相关肺泡低通气。

说明：
1. PSG监测期间，当存在明显鼻阻、鼻腔分泌物增加，患者用口呼吸，或接受氧疗或CPAP治疗时，呼气末PCO_2监测结果常出现异常或虚假减低，此时重要的是获得呼吸末信号波形平台，平台波形的存在说明监测是有效的。
2. 经皮PCO_2监测只是提供肺泡通气趋势的半定量指标，不能预测动脉血CO_2分压，因为其明显滞后于事件。

6. 周期性呼吸规则 [推荐]

A. 如果有3次持续时间大于3s的中枢型呼吸暂停事件，其间正常呼吸不超过20s，判读为周期性呼吸。

Ⅸ 程序说明

所报告各项参数程序说明

1.A.1-8.	参数（parameters）：无证据，采用和修改美国睡眠医学会（AASM）以前所应用参数，专家组达成共识，执行委员会批准。	[专家共识]
1.B.1-10.	睡眠判读数据（sleep scoring data）：无证据，采用和修改AASM以前所应用参数，专家组达成共识，执行委员会批准。	[专家共识]
1.C.1-2.	觉醒事件（arousal events）：无证据，采用和修改AASM以前所应用参数和遵从觉醒专家组规则。专家组达成共识，执行委员会批准。	[专家共识]
1.D.1-16.	呼吸事件（respiratory events）：无证据，采用和修改AASM以前所应用参数和遵从呼吸专家组规则。呼吸专家组达成共识，执行委员会批准。	[专家共识]
1.E.1-10.	心脏事件（cardiac events）：无证据，遵从心脏专家组规则。心脏专家组达成共识，执行委员会批准。	[专家共识]
1.F.1-4.	运动事件（movement events）：遵从运动专家组规则，无证据运动专家组达成共识，执行委员会批准。	[专家共识]
1.G.1-4.	摘要陈述（summary statements）：无证据，采用和修改AASM以前所应用参数，运动专家组达成共识，执行委员会批准。	[专家共识]

技术和数据规范程序说明

1.A.	常规PSG记录采样频率和滤波（sampling frequency and filter）规范：无证据，ECG采样频率和通用实践原则无系统综述。数字专家组达成共识，执行委员会批准。	[专家共识]
1.B.1-8.	数字PSG记录系统特征（digital PSG recording systems features）：无证据，数字专家组达成共识，执行委员会批准。	[专家共识]
1.C.1-10.	PSG显示和显示操作（PSG display and display manipulation）：无证据，数字专家组达成共识，执行委员会批准。	[专家共识]
1.D.1-4.	PSG数字分析（digital analysis of PSG）：无证据，数字专家组达成共识，执行委员会批准。	[专家共识]

成人人工判读规则（Visual Rules）程序说明

1.A.1.	推荐EEG导联(recommended EEG derivation)：证据4级，人工判读专家组达成共识，执行委员会批准。	[专家共识]
1.A.2.	替代EEG导联（alternative EEG derivation）：证据4级，人工判读专家组达成共识，执行委员会批准。	[专家共识]
1.A.3.	10-20脑电记录系统应用图（ten-twenty application map）：无证据，认为没必要进行专家共识投票表决，执行委员会认可作为标准和公认可接受的程序。	[裁定]

1.B.1.	推荐EOG导联（recommended EOG derivation）：证据4级，人工判读专家组达成共识，执行委员会批准。	[专家共识]
1.B.2.	替代EOG导联（alternative EOG derivation）：证据4级，人工判读专家组达成共识，执行委员会批准。	[专家共识]
1.C.1–2.	EMG导联（EMG derivation）：无证据，经工程与技术文献综述小组提请以及人工判读专家组主席提出的距离标准和备用导联说明达成专家共识，执行委员会批准。	[专家共识和裁定]
2.A.	睡眠分期术语（sleep stage terminology）：无证据，人工判读专家组达成共识，执行委员会批准。	[专家共识]
2.B.1–2.	逐帧判读（scoring by epochs）：无证据，人工判读专家组达成共识，执行委员会批准。	[专家共识]
2.B.3.	多期并存于一帧的界定（assignment of epoch with multiple stages）：无证据，说明经人工判读专家组主席和执行委员会一致同意。	[裁定]
3.	W期定义（stage W definitions）：有限的3和4级证据，人工判读专家组达成共识，执行委员会批准。	[专家共识]
3.A.	α波存在(presence of alpha)：可靠性存在相互矛盾的1级和2级证据，正确性3级证据。人工判读专家组达成共识，执行委员会批准。	[专家共识]
3.B.	α波缺失(absence of alpha)：有限证据，人工判读专家组达成共识，执行委员会批准。	[专家共识]
4.	N1期定义(stage N1 definitions)：有限的证据，人工判读专家组达成共识，执行委员会批准。	[专家共识]
4.A.	根据α波被取代判读N1期(stage N1 based on replacement of alpha)：可靠性存在相互矛盾的1级和2级证据，正确性3级证据，人工判读专家组达成共识，执行委员会批准。	[专家共识]
4.B.	根据脑电频率减慢、顶尖波和慢眼动判读N1期(stage N1 based on frequency slowing, vertex waves and slow eye movements.)：有限的证据。人工判读专家组达成共识，执行委员会批准。	[专家共识]
5.	N2期定义(stage N2 definitions)：有限的3级和4级证据。人工判读专家组达成共识，执行委员会批准。	[专家共识]
5.A.	根据K复合波和梭形波判读N2期(stage N2 based on K complexes and spindles)：公认的1级和2级证据，人工判读专家组达成共识，执行委员会决定。	[标准]
5.B.	N2期持续(stage N2 continuation)：有限的证据，人工判读专家组达成共识，执行委员会批准。	[专家共识]
5.C.	N2期终止(stage N2 ending)：有限的证据，通过其他规则推论。人工判读专家组达成共识，执行委员会批准。	[专家共识]
6.	N3期定义(stage N3 definition)：公认3级和4级证据。人工判读专家组达成共识，执行委员会批准。	[专家共识]
6.	N3期规则(stage N3 rule)：公认的1级和2级证据，执行委员会决定，人工判读专家组达成共识。	[标准]

7.	R期定义(stage R definitions):有限的证据。人工判读专家组达成共识,执行委员会批准。	[专家共识]
7.A.	根据快速眼动、低波EMG和EEG判读R期(stage R based on rapid eye movements, low EMG and EEG):公认的1级和2级证据,执行委员会决定,人工判读专家组达成共识。	[标准]
7.B.	R期持续(continuation of stage R):有限的证据,人工判读专家组达成共识,执行委员会批准。	[专家共识]
7.C.	R期终止(stage R ending):由其他规则推论,有限证据。人工判读专家组达成共识,执行委员会批准。	[专家共识]
7.D.	处于N2-R过渡区的N2期判读(scoring stage N2 at stage N2-R boundary):无证据,人工判读专家组达成共识,执行委员会批准。	[专家共识]
7.E.	处于N2-R过渡区的R期判读(scoring stage R at stage N2-R boundary):无证据,人工判读专家组达成共识,执行委员会批准。	[专家共识]
8.	大体动定义(major body movement definition):无证据,人工判读专家组达成共识,执行委员会批准。	[专家共识]
8.A-C.	大体动规则(major body movement rules):无证据,人工判读专家组达成共识,执行委员会批准。	[专家共识]

儿童人工判读规则程序说明

1.A.	年龄(ages):有限证据,儿科专家组达成共识,执行委员会批准。	[专家共识]
2.	术语(terminology):无证据,儿科专家组达成共识,执行委员会批准。	[专家共识]
3.	技术考虑(technical considerations):儿科专家组所接受的成人规则,在说明中指出儿童使用这些规则的注意事项。	
4.	睡眠分期判读(scoring sleep stages):有限证据,儿科专家组达成共识,执行委员批准。	[专家共识]
5.	W期定义(stage W definitions):有限证据,儿科专家组达成共识,执行委员会批准。	[专家共识]
5.	W期规则(stage W rules):有限证据,儿科专家组达成共识,执行委员会批准。	[专家共识]
6.	N1期定义(stage N1 definitions):有限证据,儿科专家组达成共识,执行委员会批准。	[专家共识]
6.	N1期规则(stage N1 rules):有限证据,儿科专家组达成共识,执行委员会批准。	[专家共识]
7.	N2期规则(stage N2 rules):儿科专家组接受的成人规则。	
8.	N3期规则(stage N3 rules):儿科专家组接受的成人规则。	
9.	R期规则(stage R rules):儿科专家组接受的成人规则。	

觉醒规则程序说明

1.	觉醒规则（arousal rule）	
	·持续时间和EEG变化（duration and EEG change）：1级和2级证据，觉醒专家组达成共识，执行委员会决定。	[标准]
	·EMG增高持续时间的规范：技术／工程要求和专家组主席推荐，然后经执行委员会裁定。	[裁定]

心脏规则程序说明

1.A.	信号导联（single lead）：无证据，心脏专家组达成共识，执行委员会批准。	[专家共识]
2.A.	心动过速（tachycardia）：3级和4级证据，心脏专家组达成共识，执行委员会批准。	[专家共识]
2.B.	心动过缓（bradycardia）：3级和4级证据，心脏专家组达成共识，执行委员会批准。	[专家共识]
2.C.	心跳停止（asystole）：有限证据，心脏专家组达成共识，执行委员会批准。	[专家共识]
2.D.	宽复合波心动过速（wide complex tachycardia）：有限证据，心脏专家组达成共识，执行委员会批准。	[专家共识]
2.E.	窄复合波心动过速（narrow complex tachycardia）：有限证据，心脏专家组达成共识，执行委员会批准。	[专家共识]
2.F.	心房纤颤（atrial fibrillation）：美国心脏协会专家共识，经心脏专家组修订并达成共识，执行委员会批准。	[专家共识]

运动规则程序说明

1.A.1.	腿动（leg movements）：证据5级，运动专家组达成共识，执行委员会批准。	[专家共识]
1.A.2.	腿动（leg movements）：证据5级，规则规定10s替代以前的5s，运动专家组达成共识，执行委员会批准。	[专家共识]
1.A.3-6.	腿动（leg movements）：证据5级，运动专家组达成共识，执行委员会批准。	[专家共识]
1.B.1.	周期性腿动系列（PLM series）：证据5级，运动专家组达成共识，执行委员会批准。	[专家共识]
1.B.2-5.	周期性腿动系列（PLM series）：基于ICSD标准的5级证据，运动专家组达成共识，执行委员会批准。	[专家共识]
2.A.	交替性腿部肌肉活动爆发最小持续时间（the minimum duration of the muscle bursts for ALMA）：技术组和运动专家组组长提议取消，执行委员会裁定。	[专家共识]
2.A.1-3.	交替性腿部肌肉活动（alternating leg muscle activity, ALMA）：基于ICSD标准的4级证据，运动专家组达成共识，执行委员会批准。	[专家共识]

3.A.1-4.	睡前足震颤（hypnagogic foot tremor，HFT）：证据2级，运动专家组达成共识，执行委员会批准。	[指南]
4.A.1-3	多发片段肌阵挛（excessive fragmentary myoclonus，EFM）：证据4级，运动专家组达成共识，执行委员会批准。	[专家共识]
5.A.1-2.	时相性夜间磨牙症（bruxism phasic bursts）：证据5级，运动专家组达成共识，执行委员会批准。	[专家共识]
5.A.3.	紧张性夜间磨牙症（bruxism tonic bursts）：证据5级，运动专家组达成共识，执行委员会批准。	[专家共识]
5.A.4.	夜间磨牙发作（bruxism episodes）：证据5级，运动专家组达成共识，执行委员会批准。	[专家共识]
5.A.5.	夜间磨牙判读（bruxism scoring）：证据2级和5级，运动专家组达成共识，执行委员会批准。	[标准]
5.A.6.	夜间磨牙发作次数（bruxism number of bursts）：证据5级，运动专家组达成共识，执行委员会批准。	[专家共识]
5.A.7.	每一次夜间磨牙发作的振幅（bruxism amplitude of individual burst）：无证据，基于技术小组所提供的信息和运动专家组讨论，运动专家组达成共识，执行委员会裁定。	[裁定]
6.A.	REM睡眠期行为异常定义（definitions for REM behavior disorder）：证据水平3级。	
	· REM不伴有张力迟缓和短暂肌肉活动发作（REM without atonia and duration of bursts of transient muscle activity）：运动专家组达成共识，执行委员会批准。	[专家共识]
	· 振幅标准和3s序列短暂肌肉活动（amplitude criterion and 3 second sequences of transient muscle activity）：专家组主席推荐并经执行委员会批准。	[裁定]
6.A.	REM睡眠行为异常规则（rule for REM behavior disorder）：证据水平3级，运动专家组达成共识，执行委员会批准。	[专家共识]
7.A.1-2.	节律性运动异常的频率（rhythmic movement disorder frequency）：证据水平4级，运动专家组达成共识，执行委员会批准。	[专家共识]
7.A.3-4.	节律性运动异常（rhythmic movement disorder）：无证据，运动专家组达成共识，执行委员会批准。	[专家共识]

成人呼吸规则程序说明

1.A.	监测呼吸暂停首选气流传感器（preferred primary airflow sensor for apnea detection）：有限证据，呼吸专家组达成共识，执行委员会批准。	[专家共识]
1.B.	监测呼吸暂停次选气流传感器（preferred secondary airflow sensor for apnea detection）：有限证据，呼吸专家组达成共识，执行委员会批准。	[专家共识]
1.C.	监测低通气首选气流传感器（preferred airflow sensor for detection of a hypopnea）：证据1~5级，呼吸专家组达成共识，执行委员会批准。	[标准]

1.D.	监测呼吸努力适宜的传感器（acceptable sensors for detection of respiratory effort）：证据1～5级，呼吸专家组达成共识，执行委员会批准。	[标准]
1.E.	监测血氧首选传感器（preferred sensor for detection of blood oxygen）	
	·采用脉氧测定法（use of pulse oximetry）：无证据，呼吸专家组达成共识，执行委员会批准。	[专家共识]
	·脉氧平均时间（pulse oximetry averaging times）：证据3～4级，呼吸专家组未达成共识，执行委员会裁定。	[裁定]
2.	事件持续时间规则（event duration rules）	
2.A.	呼吸事件起始和终止的辨别（identification of breaths beginning and ending events）：有限4级证据，呼吸专家组达成共识，执行委员会批准。	[专家共识]
2.B.	变异大的事件起始和终止的辨别（identification of beginning and end of events with large variability）：有限证据4级，呼吸专家组达成共识，执行委员会批准。	[专家共识]
3.A.	呼吸暂停判读（scoring apnea）	
	·波幅标准（amplitude criterion）：3～5级证据，呼吸专家组共识，执行委员会批准。	[专家共识]
	·事件持续时间标准（duration of event criterion）：3～5级证据，呼吸专家组达成共识，执行委员会批准。	[专家共识]
	·事件最小波幅持续时间标准（minimal event amplitude duration criterion）：无证据，呼吸专家组达成共识，执行委员会批准。	[专家共识]
3.B.	呼吸暂停类型判读（scoring types of apneas）：3～5级证据，呼吸专家组达成共识，执行委员会批准。	[专家共识]
4.A.	低通气判读（scoring hypopnea）	
	·波幅标准（amplitude criterion）：3～5级证据，AASM理事会推荐，符合现行标准。	[专家共识]
	·持续时间标准（duration criterion）：3～5级证据，呼吸专家组达成共识，执行委员会批准。	[专家共识]
	·血氧饱和度减低标准（desaturation criterion）：2～5级证据，AASM理事会推荐，符合现行标准。	[专家共识]
	·无觉醒标准（No arousal criterion）：有限2级和5级证据，AASM理事会推荐符合现行标准。	[专家共识]
	·事件最小波幅持续时间标准（minimal event amplitude and duration criterion）：无证据，呼吸专家组未达成共识，执行委员会裁定。	[裁定]
4.B.	低通气判读（scoring hypopnea）	
	·波幅标准（amplitude criterion）：3～5级证据，呼吸专家组达成共识，执行委员会批准。	[专家共识]
	·持续时间标准（duration criterion）：3～5级证据，呼吸专家组达成共识，执行委员会批准。	[专家共识]
	·血氧饱和度减低标准（desaturation criterion）：2～5级证据，呼吸专家组达成共识，执行委员会批准。	[专家共识]

	·觉醒标准(arousal criterion)：有限的2级和5级证据，呼吸专家组达成共识，执行委员会批准。	[专家共识]
	·事件最小波幅持续时间标准(minimal event amplitude and duration criterion)：无证据，呼吸专家组没形成共识，执行委员会裁定。	[裁定]
5.B.	呼吸努力相关觉醒(respiratory effort related arousal, RERA)：有限的3~5级证据，呼吸专家组专家和技术委员会未达成共识，执行委员会裁定。	[裁定]
6.A.	肺泡低通气规则(hypoventilation rule)：无证据，呼吸专家组达成共识，执行委员会批准。呼吸专家组不认可PCO_2测定方法。	[专家共识]
7.A.	陈-施氏呼吸(cheyne-stokes breathing)：无证据，呼吸专家组达成共识，执行委员会批准。[专家共识]	[专家共识]

儿童呼吸规则程序说明

1.A.	监测呼吸暂停首选气流传感器 (preferred primary airflow sensor for apnea detection)：有限的3级证据，儿科专家组达成共识，执行委员会批准。	[专家共识]
1.B.	监测低通气首选气流传感器 (preferred airflow sensor for detection of a hypopnea)：有限的3级证据，儿科专家组达成共识，执行委员会批准。	[专家共识]
1.C.	适宜监测呼吸努力传感器 (acceptable sensors for detection of respiratory effort)：有限的3级证据，儿科专家组达成共识，执行委员会批准。	[专家共识]
1.D.	监测血氧饱和度首选传感器 (preferred sensor for detection of blood oxygen)：3~4级证据，儿科专家组达成共识，执行委员会批准。	[专家共识]
1.E.	适宜评价肺泡低通气的方法 (acceptable methods for assessing alveolar hypoventilation)：有限的3~5级证据，儿科专家组达成共识，执行委员会批准。	[专家共识]
2.A.	年龄标准 (age criterion)：有限的3级证据，儿科专家组达成共识，执行委员会批准。	[专家共识]
3.A.	阻塞型呼吸暂停判读 (scoring obstructive apnea)	
	·长度标准 (length criterion)：3级证据，儿科专家组达成共识，执行委员会批准。	[专家共识]
	·波幅标准 (amplitude criterion)：无证据，儿科专家组达成共识，执行委员会批准。	[专家共识]
	·呼吸努力标准 (effort criterion)：3~5级证据，儿科专家组达成共识，执行委员会批准。	[专家共识]
	·事件最小幅度持续时间标准 (minimal event amplitude duration criterion)：3级证据，儿科专家组达成专家共识，执行委员会批准。	[专家共识]
3.B.	混合型呼吸暂停判读 (scoring mixed apnea)：无证据，呼吸专家组达成共识，执行委员会批准。	[专家共识]

3.C.	中枢型呼吸暂停判读（scoring central apnea）：有限的3级证据，呼吸专家组达成共识，执行委员会批准。	[专家共识]
4.A.	低通气判读（scoring hypopnea）	
	·波幅标准（amplitude criterion）：相互矛盾的2~5级证据，儿科专家组达成共识，执行委员会批准。	[专家共识]
	·长度标准（length criterion）：3~5级证据，儿科专家组达成共识，执行委员会批准。	[专家共识]
	·事件最小幅度持续时间标准（minimal event amplitude duration criterion）：无证据，儿科专家组达成共识，执行委员会批准。	[专家共识]
	·相关事件标准（associated event criteria），有限的3~5级证据，儿科专家组达成共识，执行委员会批准。	[专家共识]
4.B.	呼吸努力相关觉醒判读（RERA scoring）	
	·鼻压力传感器标准（nasal pressure sensor criteria）：有限的3~5级证据，儿科专家组达成共识，执行委员会批准。	[专家共识]
	·食道导管标准（esophageal catheter criteria）：有限的2级证据，儿科专家组达成共识，执行委员批准。	[指南]
5.A.	睡眠相关肺泡低通气（sleep-related hypoventilation）：3级证据，儿科专家组达成共识，执行委员会批准。	[专家共识]
6.A.	周期性呼吸定义（periodic breathing definition）：3级证据，儿科专家组达成共识，执行委员会批准。	[专家共识]

X 术语列表

呼吸暂停（apnea）：呼吸气流中断，成人持续至少10s或儿童等于2次呼吸的时间。

α节律（alpha rhythm）：闭眼状态EEG颅枕部导联记录到一连串的8~13Hz正弦脑电波，睁眼时减弱。

心脏停搏（asystole）：心跳停止时间持续大于3s。

心房纤颤（atrial fibrillation）：心室节律绝对不齐，P波消失代之以快速的心电颤动波。

β节律（beta rhythm）：13~30Hz脑电活动形成的EEG节律。

心动过缓（bradycardia）：窦性心律的频率每分钟小于40次。

夜间磨牙症（bruxism）：睡眠期间牙齿用力摩擦或咬紧，常伴随觉醒。

陈-施呼吸（cheyne-Stokes breathing）：呼吸幅度渐强、渐弱变化的呼吸节律。

专家共识（consensus）：在至少由7人组成的小组当中，采用RAND/UCLA方法达成的某种特定协议。

δ节律（delta rhythm）：1~4Hz脑电活动形成的EEG节律。

优势后节律（dominant posterior rhythm）：频率与年龄相适应的EEG波形，闭眼清醒放松状态在枕部区域记录到，睁眼或注视时减弱。

多发片段肌阵挛（excessive fragmentary myoclonus）：一种特定频率和持续时间的肢体EMG活动，通常观察不到运动，不能确定为一种疾病。

眨眼（eye blinks）：清醒状态眼睛睁开或闭合导致的0.5~2Hz共轭垂直眼动所形成的眼动图（EOG）事件。

指南（guideline）：基于2级证据的推荐或3级证据的专家共识。

睡前足震颤（hypnagogic foot tremor）：下肢一连串的某一特定频率EMG活动，不能确定为一种疾病。

睡前超同步化（hypnagogic hypersynchrony）：阵发性或分散连续出现高振幅正弦波，波幅70~350μV，频率3~4.5Hz；突然开始，广泛分布，中央区、额区、或额中央区最明显。

低通气（hypopnea）：呼吸气流减低，成人至少持续10s，儿童等于2次呼吸的时间。

肺泡低通气（hypoventilation）：在特定期间内儿童$PaCO_2$>50mmHg或成人睡眠期$PaCO_2$增加≥10mmHg。

K复合波（K complex）：由一个明晰可辨陡峭负相波之后伴随正相波共同构成的一种EEG事件，凸现于背景EEG之中，持续时间≥0.5s，通常在额区波幅最大。

低波幅混合频率活动（low amplitude, mixed frequency activity）：低波幅，优势频率为4～7Hz的EEG波形。

低张力颏肌电（low chin EMG tone）：基线颏肌电活动低于任何其他睡眠期，通常为整个记录的最低水平。

窄复合波心动过速（narrow complex tachycardia）：至少连续3次心跳，QRS波宽小于120ms，心率大于每分钟100次的持续心脏节律。

睡眠周期性肢体运动（periodic Limb Movements of Sleep）：睡眠期间发生，具有特定频率、持续时间和振幅的肢体运动。

快速眼动（rapid eye movements）：共轭、不规律、波峰陡峭的眼动，初始达峰时间通常<500ms的EOG事件。

阅读眼动（reading eye movements）：阅读时出现的由一个慢相波和随后方向相反的快相波构成的一连串共轭EOG事件。

快眼动睡眠期行为异常（REM behavior disorder）：发生在肌张力相对弛缓REM期深度睡眠状态，潜在伤害性梦境行为扮演。

呼吸努力相关觉醒（respiratory effort related arousal）：持续至少10s的序列呼吸，未达到呼吸暂停或低通气标准，但呼吸努力增强导致的觉醒。

节律性运动异常（rhythmic movement disorder）：重复刻板的节律运动行为，主要发生在思睡期或睡眠期，累及较大肌群。

节律性θ活动（rhythmic theta activity）：由一连串6～7Hz规律的θ脑电活动构成的EEG波形，在额或额中央区最明显。

锯齿波（sawtooth waves）：由一连串尖形或三角形，常为锯齿状，2～6Hz脑电波组成的EEG波群，在中央区波幅最大，经常但并不总是出现于快速眼动突发之前。

睡眠梭形波（sleep spindle）：一连串清晰可辨、11～16Hz（最常见12～14Hz）、持续时间≥0.5s的EEG事件，通常在中央区波幅最大。

缓慢眼动（slow eye movements）：共轭、相对规律的正弦眼动构成的EOG事件，初始偏转达峰时间>500ms。

标准（standard）：基于1级证据或强有力的2级证据的推荐。

θ节律（theta rhythm）：4～8Hz脑电活动构成的EEG节律。

短暂肌电活动（transient muscle activity）：突发短暂不规律的EMG活动，通常持续时间<0.25s，重叠于低波EMG之上。这种活动可见于颏或胫骨前肌电导联，以及EEG或EOG导联，后者显示为颅神经支配的肌肉活动。这种活动在快速眼动动期最明显。

顶尖波（Vertex sharp waves, V waves）：轮廓陡峭的EEG波形，持续时间<0.5s，中央区导联最明显，凸显于背景脑电波之中。

宽复合波心动过速（wide complex tachycardia）：至少连续3次心跳，QRS波宽≥120ms，心率每分钟>100次的持续心脏节律。